アロマで仕事も人生も
ステージアップ！

アロマ男子®の ススメ

シーンに合わせたアロマで
パフォーマンスアップ

アロマ男子®育成家 **星野知子** 著

セルバ出版

はじめに

　私が初めてアロマセラピーを学んだのは2009年のことです。

　元々アロマに興味があったわけではありません。自宅で女性向けのサロンをしようと思い、「ここで何をやってほしい?」と仲良しのママ友に相談したら、「アロママッサージ!」とリクエストされたのがきっかけでアロマの学校に通いだしたのです。

　そんな軽いノリで学びだした私ですが、「ネロリ」という香りを学んだときから、アロマにハマってしまいました。

　近親者との死別の悲しみを癒す香りで、フランスでは心療内科で処方される。

　…衝撃でした…。"いい匂いで、癒される"それくらいに思っていたアロマに、そんな「力」があるなんて!!

　もっと早く知りたかった…。9年前に主人を亡くした私は、そう思いました。

　そして、もしもあのとき、主人がアロマを知っていたら?!　そんな想いも強くなりました。

　主人はいわゆる「突然死」で亡くなりました。一番の原因は「ストレス」だったと思います。

　アロマは、ただ癒すだけでなく、「ストレス」からの心身の不調にとても有効な健康法です。アロマは女性のものというイメージがあるかもしれませんが、決してそんなことはありません。男性特有の心身の不調の改善も、とても得意です。

　亡くなった主人は耳鼻科医でした。「医者の不養生」とはよくいったもので、体調が悪くても仕事を休まず無理をする人でした。

　医者に限らず、お仕事のしすぎで体が悲鳴を上げているのに無理をしている男性、たくさんいらっしゃると思います。そんな"頑張

りすぎ"の男性を「アロマの力」で癒したい！　「アロマの力」を
まだ知らない男性に、もっとひろめたい！　本書は、そんな想いを
込めて書きました。

　時代を遡ると、ナポレオンや織田信長など、成功を治めた"時の
権力者たち"は、「ストレス」も人並以上に多かったと思われますが、
彼らは「天然の植物の香り＝アロマ」を日常に取り入れ、メンタル
ヘルスに活用していました。

　現代の男性も彼らを真似して、もっと「アロマの力」を活用して
みませんか？

　決して、アロマセラピーが1番の「健康法」といっているわけで
はありません。病院での治療が必要なケースももちろんあります。

　今、出版されている「アロマの本」は、そのほとんどが、女性向
け。女性特有の不調に対するケアや、学名や抽出部位、主な産地な
どが詳しく書かれ、たくさんのアロマが紹介されています。

　今回、「アロマ初心者」の男性にあまり必要ないのでは？　と思っ
た情報は、思い切って省きました。

　男性が、気軽に読めて、「アロマ」を使いたくなって、次の休み
の日に「アロマショップ」に行けば、すぐに「アロマ」を使えるよ
うになる！　忙しくてなかなか病院にいけないときでも、自宅で「応
急処置」や「セルフケア」できる！　アロマの豆知識も増えて、女
性の好感度もあがっちゃう！　気になっていた心身の不調が、「ア
ロマ」を取り入れてよくなってきた！

　本書を手にしたあなたがそうなってくれたら、これほど嬉しいこ
とはありません。

2024年1月

星野　知子

アロマで仕事も人生もステージアップ！ アロマ男子®のススメ
～シーンに合わせたアロマでパフォーマンスアップ～ 目次

第3章　お悩み別：男性におすすめアロマブレンド

第4章　シーン別：男性におすすめアロマブレンド

第5章　お悩み別・シーン別：おすすめアロマブレンドの感想

第6章　おすすめアロマブランド＆ショップ

第7章　アロマ男子®さんへのアンケート結果

あとがき

★必ずお読みください★

　アロマセラピーは医療ではなく、精油は薬ではありません。精油を使用する際は、製品の取り扱い事項や、本書の精油注意事項（P50〜71、P126）をよく読み、正しくお使いください。

　重い病気の方、体調がすぐれない方、健康状態が気になる方は、医師や専門家と相談の上、使用してください。

　精油を使用中万一体調が悪くなったときは、すぐに使用を中止し、医師の診察を受けましょう。

　本書の著者並びに出版社は、本書で紹介したアロマセラピーを実践したことによって直接的、または間接的に生じたトラブルに対し一切の責任は負いかねますのでご了承ください。

第1章
アロマセラピーの基礎知識

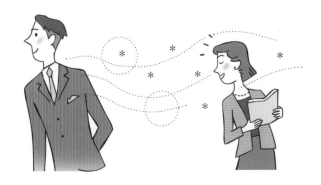

1 そもそもアロマセラピーとは

「アロマセラピー」とは"いい香り"と"療法"でつくった造語

　これから男性にも「アロマセラピー」を活用していただくために、「アロマセラピー」のことをご紹介、ご説明していきますね。まずは、基礎的なお話から。

　「アロマ」はフランス語で「いい香り」という意味。それと、「セラピー（療法）」を掛け合わせてつくった造語です。

柔軟剤は「アロマセラピー」ではない

　「アロマ」という言葉だけなら、コーヒーのCMや、柔軟剤のCMにもでてきますよね？　「いい香り」という意味のフランス語なので、決して"嘘"ではないのですが、あの柔軟剤は「アロマセラピー」ではありません。

「アロマセラピー」とは天然の植物の香り成分をつかった自然療法

　私もつい略して、アロマ、アロマといってしまいますが、「アロマセラピー」は100％天然の植物から抽出した香り成分「精油（＝エッセンシャルオイル）」を使い、香りを楽しみながら心身のバランスを調えて、健康を維持、増進するための"自然療法"のこと。

　CMで「アロマ、アロマ」と連呼していますが、あの柔軟剤に、「精油」は一滴もはいっていないのです。

「精油」の正体は、植物から高濃度に取り出した香り成分

　「精油」とは、植物などから抽出した香り成分を、高濃度に含有した天然の素材になります。

　植物はそれぞれ独自の香りがしますよね？　バラの香り、オレンジの香り、松の香りなどなど。それぞれの香り成分は、植物の花、葉、根、種子、樹皮、果皮など、それぞれ植物によって違う場所にある特別な分泌腺でつくられ、「油胞（ゆほう）」という小さな袋にはいっています。

　その袋から取り出した香り成分を、「精油（せいゆ）」といいます。成分は、植物に含まれているときより70〜100倍ほど濃縮されています。

「精油」は天然の有機化合物で"薬理作用"がある

　油という字を使っていますが、オリーブ油やゴマ油とは化学的にまったく別物です。「精油」は天然の有機化合物（構造中に炭素原子を含む化学物質）の集合体になります。

　1つの「精油」には、天然の化学物質が数百種類も含まれています。

　「精油」には、"薬理作用"といってお薬と同じ作用があることが科学的に証明されています。

そもそも大昔、精油は「薬」として使われていた

　そもそも大昔は、薬草を煎じたものや、精油が「薬」だったのが、薬草や精油に含まれる「有機化合物」を人工的につくれるようになって、現在の「薬」が生まれたので、「精油」に"薬理作用"があるのは、当然といえば当然なのです。

日本では、まずイギリス流のリラクゼーションアロマが広まった

　「アロマセラピー」の名付け親はフランス人ですが、日本では、先にイギリス流が広まりました。イギリス流は、精油を植物油などに希釈してトリートメント（アロマのオイルマッサージ）します。

イギリスでも、30年以上前から医療現場にアロマセラピーが取り入れられているのですが、日本には"リラクゼーション"のトリートメントだけが、先に伝わったようです。

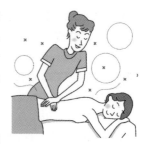

アロマの効果はリラックスや気分転換だけではない

アロマセラピーの効果を、"リラックスや気分転換に役立つ"くらいだと誤解している方が多いと思います。

もちろん、リラックスと気分転換は、アロマセラピーの効果の中でもかなり重要な効果ではあります。ですが、決してそれだけではないということを知っていただきたいです。

「頭脳明晰作用」や「精神高揚作用」などの薬理作用もある

アロマはリラックスさせるイメージが強いと思いますが、目を覚ます「覚醒作用」や「頭脳明晰作用」といって脳を刺激して集中力を高める作用、「精神高揚作用」といって気分を高揚させる作用などもあります。

性欲を高める「催淫作用」という薬理作用は海外ではED治療にも

また、性欲を高める「催淫作用」という薬理作用まであって、海外ではEDの治療にアロマセラピーが使用されるところもあるのです。

「精油」の薬理作用は0.2秒で脳に伝達される

詳しい吸収ルートは、後程詳しくご説明しますが、「香り」は鼻

から入ると0.2秒で脳に伝達されます。精油に含まれる「覚醒作用」
や「催淫作用」は、0.2秒で効果を発揮しだすのです。

"嫌いな香り"では、心への効果は期待できない

　残念ながら、"嫌いな香り"では、心への効果は期待できません。
ラベンダーには、「鎮静作用」といって気持ちを落ち着かせる作用
があるので、本来ならリラックスにおすすめの精油ですが、ラベン
ダーの香りが苦手な人には、その効果は期待できません。

慣れたり、ブランドを変えることで「苦手」ではなくなるケースも ある

　ただし、最初は「苦手！」と思った香りでも、だんだん慣れて好
きになることもあります。

　また、同じ種類の精油でも、ブランドによってかなり香りが違う
ことがあります。「この精油は苦手」と決めつけず、違うブランド
も試してみましょう。

「精油」は皮膚から吸収されると2分で血液に入る

　「精油」は皮膚から吸収されると、約2分で血管に入ります。

　そして、全身の各臓器や器官に"薬理作用のある成分"が届けら
れるのです。

"薬理作用"の効果で、痛みの改善・解消に即効性がある

　アロマセラピーは「痛み」の改善・解消に大変即効性があります。
それは、痛みを緩和する「鎮痛作用」や、炎症を鎮める「抗炎症作
用」などの薬理作用のある精油が2分で血液に入り、すぐに患部に
届くからです。

精油の薬理作用の効果は生理学的、薬理学的に根拠がある

また、痛みのある部分では「発痛物質」がつくられていますが、溜まった体液（血液、リンパ液）の流れを促す「うっ滞除去作用」という薬理作用によって、「発痛物質」が早く体外に排出されるという効果もあります。

このように、精油の薬理作用の効果は、生理学的、薬理学的に根拠があるのです。

フランス流は薬理作用重視のメディカルアロマ

フランス流は、精油を内服したり、濃い濃度や原液で塗布する薬理作用重視のメディカルアロマになります。ですので、「いい香り」だけでなく「お薬のような香り」の精油もたくさん使います。

体への作用は、"嫌いな香り"でも効果がある

心への作用は"嫌いな香り"だと効果が期待できませんが、体への作用は、好き嫌い関係なく効果が期待できます。ラベンダーが嫌いな人にも「抗炎症作用」などは、きちんと作用して炎症が緩和されるのです。

「鎮痛作用」は"嫌いな香り"では効果半減

ただし、「鎮痛作用」は体への作用ですが、脳にも関係するので、"嫌いな香り"では効果が半減してしまいます。

アロマセラピーとアロマテラピーの違い

「アロマテラピー」と「アロマセラピー」の違い、何かわかりますか？　フランス語風に読むとアロマテラピー、英語風に読むとアロマセラピー。つまり意味は一緒です。

よく使われているのは「アロマセラピー」

データ的には、「アロマテラピー」でGoogle検索すると約500万件、「アロマセラピー」でGoogle検索をすると約800万件ヒットしました。これは約10年前に検索した時とは真逆の結果です。テラピーよりセラピーのほうが言いやすいからかもしれません。「セラピスト」とはいいますが、「テラピスト」とは誰もいわないですよね。

現在、「アロマセラピー」という言葉は医療従事者を中心に使用

現在、「アロマテラピー」と区別する形で、「アロマセラピー」という呼び方は、医療従事者を中心に使われているようです。

例えば「日本アロマセラピー学会」は、医療従事者を中心に、医療行為としてのアロマの研究をされています。

アロマで認知症予防改善ができる論文が学会発表され話題

2005年、鳥取大学の浦上克哉教授が、「アロマで認知症を予防改善できる」論文を学会発表され話題となりました。

認知症患者10人に1か月間、朝2時間レモン×ローズマリー、夜2時間ラベンダー×オレンジのアロマを嗅いでもらったところ、認知症の治療薬とほぼ同等の効果が確認されたそうです。

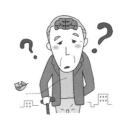

「朝用」「夜用」のブレンドされた精油も販売されています。グレーゾーンの方のほうが劇的な回復をするそうです。

ローズマリーがコロナウイルス感染症を抑制

2022年1月に、東京工科大学応用生物学部の佐藤拓己教授らの研究グループは、ローズマリーの成分カルノシン酸が、新型コロナ

ウイルス感染症を抑制する可能性を示す研究を学会発表されました。

　この抑制は新型コロナウイルスの遺伝子変異の影響を受けないため、ウイルスの株の種類に関係なく抑制できるそうです。

　またカルシノン酸は、コロナウイルスの脳への後遺症にも効果が期待できるそうです。

海外では精油を使った「がん治療」研究が盛ん

　海外ではアロマを使った「がん治療」の研究が盛んです。

　医師による医療行為として「医薬品」扱いの精油を"内服する"治療による研究です。

代表的なものはフランキンセンス、レモングラス、成分「ゲラニオール」

　「がん治療」に使用される精油は、フランキンセンス、レモングラスに多く含まれる成分シトラール、ゼラニウムやローズに多く含まれる成分ゲラニオール、での研究が多いようです。

素人が勝手に精油を「内服」するのは危険！

　日本では精油は「雑貨」扱いですし、一般の人が精油での「治療」を真似するのはおすすめしません。

　精油には「経口毒性」があり、大量に内服すると最悪の場合死に至ります。

　死に至らなくても、内臓の粘膜への刺激や、肝臓、腎臓への負担を考えると、素人が勝手に"内服する"のは大変危険です。

　もし取り入れる場合は、必ず医師や専門家の指導の元で行いましょう。

ヒバ精油に「がんの増殖・転移抑制作用」

　日本でも昭和大学の塩田清二教授や青博士により、精油および精油成分の「抗がん作用」が研究されています。

　また、2018年には東邦大学医療センター大橋病院外科准教授の長田拓哉先生が「ヒバ精油を用いて癌の増殖・転移を抑制する芳香治療薬の開発」という研究を学会発表されました。

「抗がん剤」と違い、精油は「がん細胞」だけを殺す

　精油を使ったがん治療の研究がなぜ盛ん行われているのか？　それは、精油には「抗がん剤」にはない「選択的細胞毒性」という性質があるからです。

　「選択的細胞毒性」とは、健康な細胞には全く影響を与えず、がん細胞だけを攻撃する性質のことです。

　これは、自然界に存在する物質にしかない特殊な性質になります。この性質をいかすことができれば、将来副作用なしの「抗がん剤」が完成するかもしれません！　楽しみですよね！

2　アロマセラピーで突然死を防ぐ！

突然死は男性に多く、40代から増える

　前日まで元気だった人が突然亡くなる「突然死」。40代から、その数は一気に増えるようです。私の主人も、亡くなったのは42歳でした。女性より男性のほうが圧倒的に多いそうです。

若い人でもコーヒーや栄養ドリンク摂取過多な人は危険

　コーヒーを1日に4杯以上飲む人、栄養ドリンクを毎日のように飲む人は、若い人でも注意が必要です。

ストレスに対して、ストレスを回復してくれる抗ストレスホルモンを出している副腎は、毎日のストレスを処理するのに追いつかない場合、抗ストレスホルモンが足りなくなります。

　すると、同じような効果のあるカフェインで補完しようとします。これが、コーヒーや栄養ドリンクを大量に欲する理由です。

ストレスは心のストレスだけでない。体のストレスにも注意！

　仕事は楽しいし、ストレスはないから大丈夫！　そう思うかもしれませんが、精神的なストレスがなくても、肉体のストレス（睡眠不足、食生活の乱れ）にも、抗ストレスホルモンは分泌されます。

副腎の疲弊から血管が弱り、「突然死」を引き起こす

　コーヒーや栄養ドリンクで誤魔化しても、実際は抗ストレスホルモンを出し続けてきた副腎は疲弊し、気づかないうちに血管が弱り始めます。見た目は健康そのものですが、ある日、大きなストレスやショックな出来事、過労が重なったとき、血管が破裂して一気に「突然死」を引き起こします。

　仕事をバリバリしている働き過ぎのビジネスマンが、最も危険なのです。

「突然死」の予防には食事と運動、自律神経のバランスが大切

　「なぜ、元気な人ほど突然死するのか？　1日たった3分、強い血管をつくれば健康になる」（ベストセラーズ）の著者で千葉県船橋市のすぎおかクリニック院長の杉岡充爾先生は、「突然死の予防には、食事や運動と並んで、"普段から自律神経を過剰に緊張させない"習慣が極めて重要です」。そう、おっしゃっています。

人間は交感神経と副交感神経をいったり来たりしながら生きている

　自律神経とは、意思とは関係なく、臓器や体温、呼吸などをコントロールしている神経系で、活動しているときに優勢になる交感神経と、リラックスしているときに優勢になる副交感神経からなっています。

　人間は、自律神経の交感神経と副交感神経をいったり来たり、どちらかを優勢にしながら生きています。

"過剰な"交感神経の優勢が、肩こり、便秘、副腎の疲弊の原因

　リラックスしているときに優勢になるのが副交感神経なら、ずっと副交感神経が優勢のほうがいいのでは？　そう思われるかもしれません。しかしそういう訳ではありません。日中活動中の体は、交感神経が優勢になるほうがよいのです。

　よくないのは"過剰に"交感神経が優勢になることです。

　交感神経が優勢になりすぎると、血圧が上がったり、血流が悪くなって肩こりになったり、便秘になったり、免疫力が落ちたり、副腎も疲弊してしまうのです。

"過剰な"副交感神経の優勢は、偏頭痛、喘息、下痢などの原因

　また逆に、その過剰な交感神経優勢状態から解放されたとき、今度は副交感神経が、"過剰に"優勢になってしまいます。例えていうなら、乗っていたシーソーから飛び降りたため、反対側が跳ね上がった状態です。

　副交感神経が優勢になりすぎると、血流がよくなりすぎて、こめかみ周辺の神経を圧迫し偏頭痛を引き起こしたり、喘息や下痢、アレルギー反応なども引き起こしてしまいます。

どちらがいい悪いでない！　バランスが大切！

どちらがいいとか悪いではなく、大切なのはバランスです。交感神経が優勢になりすぎたり、副交感神経が優勢になりすぎたり、自律神経のバランスが乱れた状態を、アロマは整えることが得意です。

自律神経のバランスを整えられるアロマで「突然死」は防げる！

アロマで自律神経のバランスを整えることで、「突然死」を防ぐことができると思っています。ですので、もっと男性に「アロマ」を広めたいのです。

3　アロマセラピーの歴史

「アロマセラピー」のきっかけは、火傷を治したラベンダー

1910年、フランス人化学者ルネ＝モーリス・ガットフォセが研究室で火傷を負い、すぐに治療を受けたが経過が悪く、壊疽となった傷に「ラベンダー」を塗布することで驚くほど綺麗に治癒した。その経験から精油を用いた治療法について研究を始めました。

「アロマセラピー（アロマテラピー）」という造語をつくったのは、ガットフォセになります。　「アロマセラピー」という名前での研究は、1937年にガットフォセが出版した「aromatherapie」でヨーロッパを中心に広まりました。

第二次世界大戦中、治療に精油を使った医学博士のジャン・バルネ

医学博士のジャン・バルネは第二次世界大戦に軍医として参戦し、治療に精油を用いていました。

1964年、その臨床データをもとに「アロマテラピー（ジャン・バルネ博士の植物＝芳香療法）」を発行し、アロマセラピーの普及

と発展に貢献しました。

その流れもあって、フランスは今でも医師が精油を処方するケースもあり、「メディカルアロマ」が主流になります。

1970年代、柑橘系の精油がメンタルヘルスに有効と臨床で証明

1920年代にイタリアの医師ガッティーが、1930年代にカヨラが、それぞれ精油の心理面への作用とスキンケアに用いる方法を研究しました。

1970年代にはミラノの植物誘導体研究所所長のパオラ・ロベスティーが、柑橘系の精油が"不安神経症やうつ症状の改善に有効"ということを初めて臨床的に証明しました。

「アロマのトリートメント(オイルマッサージ)」がイギリスで広まる

生化学者マルグリット・モーリーは、「アロマセラピー」を主に美容方面に活用できる技術、若返り療法として研究しました。

1961年に発行した彼女の著書「ル・キャピトル…ジュネス(最も大切なもの…若さ)」は1964年に英訳され、イギリスのアロマセラピーを発展させることになります。

彼女は"1人ひとりの心と体の両面をみて精油を選び、植物油に希釈してマッサージする"という、今のリラクゼーションアロマの主流「アロマトリートメント」を広めました。

ティスランドの著書が翻訳され、世界中に「アロマセラピー」が普及

1977年にはロバート・ティスランドが著書「アロマテラピー(芳香療法)・理論と実際」を発表し、世界数ヵ国で翻訳書が発刊され、世界中に「アロマセラピー」が普及・発展していくきっかけになりました。

日本に伝わったのは江戸時代、広まったのは1980年代

　日本には、江戸時代に西洋医学が伝わった際に、精油を用いた医療が伝わり、蘭方で精油は薬として使用されていたようです。ですが、日本中に広まることはありませんでした。

　1980年代に、イギリス流の「アロマトリートメント」の形で広まり、1990年代頃から、ベルギーやフランスで発達したメディカルアロマセラピーも注目を集め始め、医療の現場でも活用され始めました。

4　香りの歴史

　「アロマセラピー」という言葉が生まれる以前から、人類と香りは密接な関係にあったといえます。

香料が初めて登場したのは紀元前3000年

　香料が初めて歴史に登場するのは、紀元前3000年頃のメソポタミアです。シュメール人がレバノンシダー（シダーウッド・アトラスの近縁種）で神への薫香を捧げていたことが記録されています。

　薫香とは、神に祈りを捧げるときに、いい香りの植物をいぶす宗教儀式になります。

薫香が「パフューム」の語源

　香（香料、香水、芳香）を示す英語「Perfume」は、ラテン語の「Per（through）＋fume（煙）」すなわち「煙を通して」「煙によって立ち昇る」が語源だといわれています。

　火によって生じる煙は香りとともに天に昇っていく。それがどこか、"神と通じる"と思われていたようです。

古代エジプトで香料は医療、美容、宗教儀式に使われた

　紀元前3000年頃から紀元前332年まで栄えた古代エジプトでは、香りは「甦り＝再生」に繋がるとも考えられており、この薫香は、神官たちによって1日に3回も行われていたようです。

　古代エジプトの壁画には、香料を医療や美容、宗教儀式に使っている様子が描かれたものが数多くあり、あのツタンカーメンも、妻に香油を塗ってもらっている壁画が残っています。

ミイラの語源は「ミルラ」

　古代エジプト人はファラオ（王様）が亡くなると、その亡き骸に「ミルラ」や「シダーウッド」の香油をたっぷりと塗り、ミイラにして手厚く葬りました。「ミルラ」や「シダーウッド」に防腐作用があることが、すでにわかっていたと思われます。ミイラの語源は「ミルラ」といわれています。

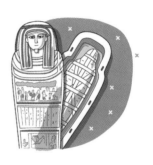

人類最古の医薬の記録書にケシのチンキが薬として記載

　古代エジプトでは、既に専門職としての医師が存在していました。古代エジプト医学について記したパピルスで、人類最古の医薬の記録といわれている「エーベルス・パピルス」（紀元前1500年頃）には、200種類以上の治療薬が記載されています。

　そこに、ケシのチンキが赤ちゃんの夜泣きを治すと記録されています。チンキとは、ハーブをアルコールにつけ有効成分を抽出したエキスのことです。その後、ケシの未熟果を傷つけてでる分泌液を乾燥したものから阿片が採取され、薬として使われていました。

ヒポクラテスは香油風呂と香油マッサージを健康維持のために推奨

　ギリシャ時代になると香料の製造が盛んになり、入浴後に香油（バラやジャスミン等芳香のある薬草を不揮発性油＝ヒマシ油に浸した浸出油）を体に塗る習慣が、男女問わず広まっていきました。

　「西洋医学の父」といわれる、医師ヒポクラテス（BC460-377）は、薬草についての著書「ヒポクラテス全集」を残し、香りに病気の治療効果があることを記述しています。

　「健康には芳香風呂に入り、香油マッサージを毎日行うこと」という言葉も残しています。

ローマ皇帝ネロは大のバラ好き

　やがて香料が、ギリシャからローマに伝わりました。ローマ時代も男性が、テルマエ・ロマエの映画にもでてくるローマ風呂で入浴後、膨大な量の香油や香膏を体に塗っていたそうです。

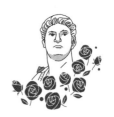

　ローマ帝国第五代皇帝ネロ（37〜69年）は、キリスト教徒の迫害など「暴君」としても有名ですが、大のバラ狂いで知られています。

　バラの冠をかぶり、食事の前後に泳ぐためのプールはバラの水で満たされていました。

　食堂の噴水からはバラの香水が湧き出し、酒には必ずバラの香りがつけられ、食事の最後のデザートはバラのプディングだったそうです。

　宮殿での晩餐会では部屋をバラの花で埋め尽くすほど飾り、天井からバラの雨を降らせ大切な客人の一人が花の重みで窒息死してしまったというエピソードが残っています。

香料の中心はローマからアラビアへ

　ローマ帝国の滅亡とともに、香料の中心は東方のアラビアに移りました。

　10世紀頃、アラブ人の手によって、香りの歴史を語る上で最も画期的で、かつ重要な発明がなされたのです。

錬金術の研究から精油の蒸留装置が発明される

　中世のアラビアでは錬金術が盛んでした。錬金術とは鉄や銅など卑金属から金や銀などの貴金属を創り出そうとする技術です。結果的に黄金をつくる夢は叶わなかったのですが、錬金術の技術が科学の発展に大きく寄与しました。

　錬金術の装置の1つとして制作されたガラス製や金属製の蒸留装置で、バラを蒸留できるようになったのです。

　精油を抽出する「水蒸気蒸留法」という手法を確立し、ローズの精油とローズウォーターを初めて精製した人物は、アラビアの偉大な科学者兼医学者兼哲学者イブン・シーナ（英名：アビセンナ）です。

　現在でも約9割の精油がこの「水蒸気蒸留法」で抽出されています。

中世ヨーロッパの「修道院」発の薬が現在の香水の起源の1つ

　キリスト教が台頭した中世ヨーロッパでは、僧院医学（修道院で行われた医療）で精油が使われ、14世紀くらいに、香水の起源の1つといわれる「ハンガリー王妃の水」が誕生しました。

　当時は「香水」としてではなく「薬」として利用されていたそうです。

　最古のレシピは、ローズマリーとアルコールを共に蒸留した蒸留酒、薬酒としてつくられました。

十字軍の遠征がきっかけでヨーロッパに東洋の香料が伝わる

　ヨーロッパのキリスト教徒が、イスラム教徒から聖地エルサレムを奪回するために11世紀末から始まった十字軍の遠征は、約200年間も続きました。

　これにより東西の交流が活発になり、麝香をはじめ東洋のさまざまな香料、ハーブ、スパイスがヨーロッパに伝えられました。

　そしてベニスの商人たちの手により、広く取引されるようになったのです。更に調香師が現れることにより、ヨーロッパでは再び"香りの文化"が開花します。

16世紀までは、医薬品も化粧品もアロマの香水も同じ扱い

　16世紀、フランスでは職業として調香師が出現しだし、社交界ではそれぞれお抱えの調香師なども存在しました。

　「水蒸気蒸留法」だけでなく牛豚脂を用いたマセラシオンという製法や、アンフルラージュという製法も考案されました。

　当時は医薬品も化粧品も精油からつくるアロマ香水も同じようなものとして扱われ、香水も薬の一部としてつくられていたと推測されます。

ペスト（黒死病）の流行とアロマ＆ハーブの殺菌効果エピソード

　14世紀から17世紀にかけて、ヨーロッパではペストが猛威を振るいました。南仏で、死者の家から金品を盗む犯罪が多発し、捕まえた泥棒たちに、感染を免れた秘密を明かすことで減刑を持ち掛けたところ、ローズマリー、セージ、タイムなどのハーブを漬け込んだビネガー(酢)を全身に塗っていたことを明かしたそうです。

　また、精油を毎日扱う皮職人に死者が出ていないことから、精油やハーブの殺菌効果に注目が集まりました。

　ですが、ペストは魔女の仕業として、魔女狩り(15世紀〜18世紀)が行われたため、精油やハーブを用いた民間療法は隠れて行われなければなりませんでした。

17世紀の「ベルサイユ宮殿」は臭かった

　17世紀のルイ14世も香水好きで有名でした。太陽王と呼ばれ、あのベルサイユ宮殿をつくった王です。この時代に香水産業は大きな発展をとげます。

　この時代、「水」を"病気の元"と考えていたフランスでは、バスタブに湯を張る入浴の習慣がなく、ベルサイユ宮殿にはトイレがなかったそうです。ですので、人々は香水を、体臭や汚物の臭いを「隠す」ために使用していました。

　しかしこの時代、一般的に使用されていたのはムスクやアンバーといった動物性の香水。そのためベルサイユ宮殿は、人の体臭と汚物の臭いと、動物性香水が入り混じった、凄まじい匂いがたちこめていたそうです。

　その問題に革命を起こし解決したのが、悲劇の女王と言われるマリー・アントワネットです。

マリー・アントワネットの花の香りのアロマ香水が悪臭を解決

　衛生先進国のオーストリアからお嫁に来たマリー・アントワネットは、大のお風呂好き！　バラの花びらを浮かべたお風呂にはいり、入浴後に、自分専用のオリジナル香水を纏っていたそうです。

　彼女は動物性の香りが好きではなかったので、オリジナル香水はバラやスミレなど、花の精油だけでつくらせていたのです。

　精油は、悪臭を「中和的消臭作用」で消臭することができるので、ベルサイユ宮殿の悪臭もましになったようです。

オーデコロンの由来は「ケルン水」

　1709年7月13日、ヨハン・ファリナによって、ケルンに世界で一番古い香水の工場が創られたといわれています。ヨハン・マリア・ファリナは彼の香水を彼の新しい故郷となったケルンに敬意をこめて『Eau de Cologne』（ケルンの水）と名付けました。

　この世界最古の香水といわれている「ケルン水」も、原料は合成香料ではなく「精油」です。フランスのケルン占領を契機として、それまで保護されていた商標権が無効となり、「ヨハン・マリア・ファリーナ」の多くの偽物が誕生したそうです。

　このとき、フランスの兵士たちが、ヨハン・マリア・ファリーナの偽物含む「ケルン水」をフランス本国に送り、フランスに「ケルン水」が広まっていきました。

　ここから「ケルン水」はフランスで「オーデコロン（ケルンの水という意味）」と呼ばれるようになったようです。

ナポレオンは大のアロマの香水好き

　ナポレオン・ボナパルトは、政治家、軍人としてだけでなく、大の香水好きとしても有名です。この当時の香水は「精油」でつくられたアロマ香水です。

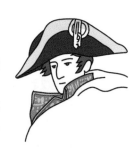

　彼が好んで付けたのは柑橘系の香水で、このケルン水もお気に入りだったようです。常に馬上にいたナポレオンは、香水を携帯できるよう軍服のブーツに差し込める「皇帝の筒型瓶」という細い瓶を、特別にオーダーしてつくらせたほど！　戦地にむかうときはいつも大量にコロンを買い占め、その数なんと月に60本！　兵士にも配って、士気を高めていたそうです。

17世紀になり、香水、化粧品、医薬品は分類され始める

　17世紀になるとイギリスでは「香水風呂」が流行り、フランスでは「香水専門店」が開店しました。香水が化粧品や生活用品の一分野として確立された時代だと思います。この頃になると、香水、化粧品、医薬品は、かなり明確に分類されるようになってきました。

ドイツで「ケシの実」からモルヒネが誕生

　1804年、ドイツの薬剤師F. W .ゼルチュルナーは、ケシの実からつくられた阿片から有効成分を取り出すことに成功しました。ゼルチュルナーは、この薬が「夢のように痛みを取り除いてくれる」ということから、ギリシャ神話に登場する、ケシの花に囲まれて眠る夢の神モルペウス（Morpheus）にちなんでモルヒネと名づけたそうです。

　有効成分を純粋な結晶として取り出すことができたこの発見に刺激され、他の薬学者たちも、古来より薬として使われてきた薬草や有毒植物などから、有効成分だけを取り出す研究が一斉にはじまりました。モルヒネは今も、がん患者の痛みの緩和に使われています。

ヤナギの樹皮からリウマチの薬サリチル酸が誕生

　古代ギリシャ時代のヒポクラテスはヤナギの樹皮を鎮痛・解熱に使っていました。日本でも、古来からヤナギの鎮痛作用は知られており、虫歯のときに「ヤナギの樹皮」を噛む習慣があったり、爪楊枝の原料としても使われていました。

　1763年、イギリスの神父E .ストーンは、ヤナギの樹皮の抽出エキスに鎮痛・解熱作用があることを発見し、1830年にフランスの薬剤師アンリ・ルルーとイタリアの科学者ラファエル・ピリアが解熱成分を分離してサリシンと命名。1838年にはピリアがサリシン

を分解して新物質サリチル酸を発見しました。

19世紀になり合成の薬アスピリンが誕生

　サリチル酸はリウマチの治療などに使用されましたが、苦味が強く、胃腸障害などの副作用もありました。ドイツの化学者F.ホフマンは、リウマチを患う父をサリチル酸の副作用から救いたいと開発を試み、1897年に副作用の少ないアセチルサリチル酸（アスピリン）を合成することに成功しました。

石炭から合成した薬の登場で、精油でつくった薬は人気がなくなる

　ヤナギやケシなど、始めは植物から有効成分をとりだしていましたが、石炭から得られるコールタールから合成薬品がつくられるようになりました。

　抗生物質などの出現もあり、精油やハーブは、徐々に薬として使われなくなりました。

ドイツでは、合成香料も誕生

　ジャスミンやラベンダーなどさまざまな天然香料の産地が自国にあり、香料生産が容易なフランスに対し、天然香料の産地がないドイツでは、化学的に香料を生産する合成香料も開発されました。

　当初は天然の精油に含まれるベンズアルデヒド（杏仁豆腐の主成分）や、バニリン（バニラの主成分）など限られていましたが、その後、合成香料をつくる技術がどんどん進歩しました。

石炭からつくられる合成香料が次々に開発される

　特に、天然の精油を分析する機械"ガスクロマトグラフィー"の出現は大きく貢献し、1868年石炭から得られるコールタールから

トンカ豆の芳香成分「クマリン」を合成することに成功しました。

「クマリン」の誕生を皮切りに、合成香料が次々と開発されていきます。

香水は100%天然素材から合成香料が原料になり安価に

多くの香水の原料が精油から合成香料に替わりました。それにともない大量生産が可能となり、価格もぐっと手頃になったのです。

ゲラン、シャネルなど「名香」が誕生

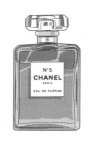

1889年にエメ・ゲランが、世界初の天然香料と合成香料を組み合わせ香水「ジッキー」を発売しました。

1921年には、あの有名な「シャネルNo.5」も登場します。

現在有名なブランドの香水はほぼ、この天然香料と合成香料を組み合わせたタイプのものになります。

日本には古来より独自の香りの文化があり、男性にも身近だった

日本にいわゆる「香水」が伝わったのは100年ほど前。「アロマセラピー」が伝わったのは30〜40年ほど前になります。

それよりずっと昔から、日本には独自の香りの文化がありました。そして、古代は「香り」が男性にとっても身近なものだったのです。

「日本書記」に残された最古の"香木"の記録

今から約1400年前、淡路島に漂着した木片を火の中にくべたところ、よい香りがしたのでその木を朝廷に献上し大変重宝された。

という記述が「日本書紀」にあります。これが"香木"についての日本最古の記録です。

「仏教伝来」が日本の「香りの文化」と深く関わっている

　香木が漂着した595年より50年ほどさかのぼる538年、大陸から日本に仏教が伝わっていました。この「仏教の普及」と共に、仏教の儀礼「供香」などの新しい「香りの文化」が日本に根づいていきました。

"香木"とは香りのする木材のことで、沈香・伽羅・白檀のことを指す

　香木とはその名の通り、通常の木に比べ、非常にいい香りを発する木のことです。一般的には古くから日本で珍重されてきた沈香・伽羅・白檀の3つを指します。

沈香は現在でも大変貴重な香木

　沈香の原木はジンチョウゲ科の常緑喬木で、風雨、病気、害虫など何らかの要因によって、樹の内部が傷つけられたとき損傷部分に樹脂を分泌し、時間が経過し熟成された結果、香木になります。

　産地はベトナム・カンボジア・インドネシアなどで、木が枯れて倒れたとき、樹脂の重みによって水中に沈んだ状態で発見されることが多いため"沈む香木"="沈香"と呼ばれています。

沈香と白檀は、お香の代表的な原料、沈香のほうが高価

　白檀はお線香に用いられているため、その香りはご存知の方も多いでしょう。白檀の英名はサンダルウッドです。原産地はインドで、他の植物に寄生して栄養を吸収する「半寄生」性の樹木で、幹が灰

白色のため白檀と呼ばれます。

　沈香と白檀は、香木の二大巨頭。お香の世界では代表的な原料です。沈香は現在でも貴重なので、白檀より高価な香木になります。

沈香の最高級品が「伽羅」

　沈香の中でも最高級品が「伽羅」と呼ばれます。原材料に「沈香」や「伽羅」と書かれていても、安価なお香の場合、ほとんどが合成香料だと思います。

日本に現存している最古の「沈香」である蘭奢待

　日本に現存している「沈香」の中で最も古いものが、奈良の正倉院に納められている「蘭奢待」です。式名称は「黄熟香」。古来から"天下第一の名香"といわれ、東大寺を創建した聖武天皇が「蘭奢待」の名付け親です。雅名である「蘭奢待」の3文字には、それぞれ「東」「大」「寺」の文字が隠されています。

　今から1200年以上も前に、現在のラオス中部からベトナムにかけての山岳地帯でできた沈香が漂流したものといわれています。これも分類でいえば「伽羅」になり、なんと、1200年経った今でも、まだ香りが残っているそうです。

織田信長をはじめ、時の権力者を魅了した「蘭奢待」

　この「蘭奢待」は、全長156cm最大径43cm重さ11.6kgの巨大な香木で、戦国時代の足利義政や織田信長、更には明治天皇など、多くの"時の権力者"によって、かなり削り取られています。

　NHKの大河ドラマ「麒麟がくる」で、

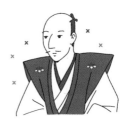

織田信長が切り取るシーンを、ご覧になった方もいらっしゃるかもしれませんね。

平安時代は、男女ともに、貴族たちの間では香を焚くのが「日常」

　日本の香りの文化は 「仏教の儀礼」＝「供香」という形で広まりました。しかし奈良時代の終わりから平安時代の初めの頃には、部屋に香りを焚き込めたり＝「空薫物」、衣服に香りをつける＝「薫衣香」として、仏教とは関係なく、「趣」「楽しみ事」の1つとして、日本独特の優雅な香りの文化が発展しました。平安時代、貴族たちの間では香を焚くのが「日常」となったのです。

平安時代は、男女ともに、纏う香りで身分や人物を判断していた

　「空薫物」「薫衣香」は、その人物や家によって、香料をオリジナルの配合で調合した「練香」を使って香りを焚き込めていました。その香りによって、身分の高低や人物を判断していたそうです。

　当時は、現代のように電気がない時代。夜は、月と星とロウソクの明かりだけが頼りの暗黒の世界。そんな闇夜で、自分の存在を示す唯一の道具が、このオリジナルの「練香」だったのです。

「通い婚」や不倫の密会は、香りで相手を判断していた

　当時は現代のように"結婚した男女が同居する"という習慣はありませんでした。夫が妻の家へ通う「通い婚」という形式が一般的のため、明り1つない闇夜の中、逢瀬を重ねる夫の存在を、着物に焚きこめた「練香」によって判断していたそうです。

　また、逢瀬を重ねるのは結婚した夫婦だけではなく、現代と同じで、密かに男女が逢うこともあったそうです。そのときも香りによって相手が誰かを判断したようです。

平安貴族にとって香りは美意識の表現ツール＆ステイタスシンボル

　さらに、季節の様々な事象などをテーマに、香木をミックスしてオリジナルの「練香」をつくり、その優劣を競う「薫物合」という香り遊びも流行っていたそうです。

　香りは、平安貴族たちの知性や感性やセンス、自己の美意識を表現するツールだったのです。また、貴重な香料を入手できる身分を示す"ステイタスシンボル"でもありました。

鎌倉時代は武士たちの間に「沈香」を焚くのが流行る

　貴族が力を持っていた平安時代が終わり、武士が力を持つ鎌倉時代へと時代が移り変わっていきました。

　中国から伝わった禅宗の影響もあり、武士たちの間に「香」の世界が広まっていきます。香木、なかでも「沈香」だけを焚く"一木の香り"が主流になってきました。

　力を失った朝廷貴族にはもう「薫物」を楽しむ余裕はなく、変わって勢力を増してきた武士達には、優美な香りの「薫物」より、清爽な香りをもつ「沈香」が、武士の気風にあっていたようです。

鎮静効果に優れる「沈香」で戦の前の高ぶる気持ちを鎮静していた

　鎮静効果に優れる「沈香」は、戦の前の高ぶる気持ちを鎮めるなど、まさにアロマの「心への作用」を活用していたと思われます。

室町時代に確立された「香道」は男性中心の芸道だった

　鎌倉時代の末から室町時代の中期にかけて、香木の香りを嗅ぎ分ける「闘香」という遊びが、公家・武家・裕福な民衆の間で流行し、それがその後、香道でお馴染みの、香木の香りを嗅ぎ（聞き）鑑賞する「聞香」や、香りを嗅ぎ（聞き）分ける遊び「組香」の下地に

なっていきます。

　香道は一定の作法に従って香木をたき、その香りを文学的テーマのもとで鑑賞する芸道であり、茶道、華道と共に室町時代に形づくられたものです。

　三條西流（御家流）と志野流が中心となって今日に及んでいます。当時から、習得者の中心は男性でした。

戦国時代、戦の際に兜にまで香を焚き込める武士がいた

　戦国時代は、戦の際に衣服や鎧、兜にまで香を焚き込み、出陣した武士もいたと言われています。これも嗜好としての香りではなく、精神統一を図り、士気を高めるためと考えられています。

　また首を切られ敵将に差し出されたときに（＝首実検）、血生臭いニオイで不快感を与えないように、という「武士の美学」が込められているようです。

兜に「香」を焚きこめた武将で有名なのは木村重成

　兜に「香」を焚きこめた武将として有名なのが、「秀頼四天王」の1人とされる木村重成です。

　戦国時代屈指のイケメン武将としても有名な木村重成は、大坂夏の陣において、兜の緒の端を切り落とし、死を覚悟した状態で井伊直孝の軍に突撃し、そして討ち死にしました。

　享年23歳の若さでした。

木村重成が兜に焚き込めていた香りは「伽羅」

　その後、徳川家康が木村重成の首実検をした際、兜をとった髪か

ら得も言われぬよい香りが漂ったそうです。

　非常に感心した家康は、木村重成の戦いに挑む姿勢をえらく褒め称えたのだとか。

　香りは妻の青柳が兜に焚き込めたといわれています。焚き込めた香りは「伽羅」だったそうです。

現代の男性も「武士の美学」を真似してみませんか

　木村重成かっこいいですよね？！　現代の男性も彼を真似して、精神統一を図ったり、やる気をだしたり、まわりへの嗜みとして、天然の香り＝アロマを使ってみてはいかがでしょう。

5　精油と香水と柔軟剤の香りの違い

現代の香水は合成香料中心

　現在、「香水」といわれる物は、合成香料＝石油からつくられた人工の香料が原材料に混じっている、または100％合成香料だと思います。

　また、天然の香りを再現したものではなく、天然にはまったく存在しない化学成分（ニューケミカル）による合成香料も増えています。香りのバリエーションは増え、香りの持続力も長くなりました。

天然の香りを合成香料だけで100％再現は不可能

　いくら合成香料が発達しても、天然の香りを、合成香料だけで100％再現することは不可能です。なぜなら、「精油」は、それぞれ300以上の天然の有機化合物で構成されているからです。

　最多のローズはなんと540種類以上の有機化合物で構成されています。

柔軟剤の香りは合成香料

「アロマの香り」と宣伝している柔軟剤も、その香りは合成香料になります。

ほんの数滴、天然の香り成分を含有しているものもあるかもしれませんが、大量生産品の「香水」や「柔軟剤」は、コスト的に、また、安定した同じ香りを保つために、石油由来の合成の人工香料が原材料のものがほとんどです。

「精油」は産地や気候で香りが変わるし高価である

アロマセラピーで使われる香り「精油」とは、人工ではなく100％天然の植物の香り成分のことだけを指します。

天然の有機化合物である香り成分「精油」は、その抽出に手間ひまがかかるため、高価なものが多くなります。そして、同じ種類でも、産地や気候によって、香りが違うことも多々あります。

昔は香水も「精油」からつくられていたから高価だった

その昔は、「香水」もすべて100％天然の植物の香り成分からつくられていました。ですので、とても高価なものであり、貴族など特権階級の人間しか使うことはできませんでした。合成香料で安価でつくれるような技術が発達し、庶民にも「香水」が広まったのです。

合成香料には「薬理作用」は期待できない

合成香料で「精油」と似たような香りをつくれたとしても、薬理作用は期待できません。

ペパーミントの香りを使った「食欲抑制の実験」の結果は、合成香料のペパーミントでは、100％天然の「精油」のペパーミントをつかった効果と同じ結果はでなかったそうです。

　また、「精油」といっても極端に安価なものは、合成香料や、香りの似ている安価な精油で水増ししている偽物も多いので注意です。

［「薬理作用」が期待できない香り一覧］

①柔軟剤などに使われている合成香料
②香水（合成香料が含まれたもの、100％原料が精油のものは別）
③「アロマオイル」「ポプリオイル」などの表記（精油をあえてアロマオイルと表現している販売店もあるので注意！）
④「エッセンシャルオイル」と表記してあるが極端に安価なもの

　上記のものは「精油」と同じ「薬理作用」は期待できません。「薬理作用」を期待して購入するときは気をつけてくださいね。

香りを楽しむだけなら上記の香りもあり
　「薬理作用」を期待しての使用ではなく、単に香りを楽しむだけなら、上記の香りでも問題ありません。

6　アロマはニオイケアが可能、香水では無理な理由

俺臭いかも？！　というときはアロマセラピーで解決
　コロナ禍でリモートワークが増え、会食も減り、人と会うことが減っていましたが、そろそろリアルで人と会う機会も増えてきましたよね？
　そうなると気になるのが、「体臭」や「口臭」ではないでしょうか？

「俺臭いかも？」と心配になったとき、アロマセラピーなら、その「臭い」を解決することができます。

なぜ解決することができるのか？　ご説明していきますね。

汗は元々「無臭」

臭いの原因はなんだと思いますか？　そうです。臭いの原因は「汗」とか「皮脂」です。　しかし、多くの人が気にする「汗」。実は、もともとは「無臭」です。臭いは、「汗そのもの」からではなく、汗が"分解されるとき"に発生するのです。

皮膚には約1兆個の常在菌が住んでいる

その汗を分解しているのは、人間の皮膚に住む"常在菌"です。「菌」と言うとなんだか汚いもののように感じてしまうかもしれませんが、人間はたくさんの「菌」＝微生物と共存しながら生きています。

ヨーグルトのCMなどで耳にする「乳酸菌」「ビフィズス菌」なども、腸内に生息し人間と共生している菌の1つです。人間と一緒に暮らしている微生物が「常在菌」と呼ばれています。皮膚常在菌は皮膚の表面に住んでいる菌の総称です。表皮ブドウ球菌、アクネ菌、黄色ブドウ球菌など、人間の皮膚には、なんと約1兆個もの常在菌が住んでいるのです。

臭いの正体は皮膚常在菌の食べかす

「汗臭い」などの「臭い」は、皮膚常在菌の"食後の臭い"になります。皮膚常在菌も生物なので、生きていくために栄養分の摂取＆分解し繁殖していきます。その栄養分が人間の汗や皮脂や垢なのです。

　運動や入浴はもちろん、睡眠中や街を歩いているときなど、人間は日常生活でも多くの汗をかきます。しかし、冒頭で触れたように、日常生活でかいた汗は基本的に「無臭」です。運動またはサウナでたくさん汗をかいても、直後では「臭い」と感じないと思います。

菌の繁殖のピークは汗をかいてから5～6時間後

　ところが、かいた汗をそのままにしておくと、皮膚常在菌が汗を分解しながら繁殖していき、このときに臭いの原因となる成分が発生します。菌が増えるピークは、汗をかいてから約5～6時間後。汗はこまめに拭きましょう！

シャワーしまくるのは逆効果

　肌が酸性に保たれているとそこまで臭いは発生しないのですが、アルカリ性に傾いているとき"不快臭"になります。

　意外でしょうが、体の洗いすぎも、この肌のペーハーバランスを崩し、体臭を発生させてしまいます。

　健康な皮膚は「表皮ブドウ球菌」がほとんどを占めており、酸性に保たれています。この数が多いといい匂いの肌だと思います。一方「黄色ブドウ球菌」や「真菌」は「アルカリ性」を好み、臭いのもとになるアンモニアやインドールなどをつくり出します。

　この「表皮ブドウ球菌」のほうを増やしたいところですが、シャワーを浴びるだけで約80%の「表皮ブドウ球菌」がながれてしまいます。

　次にシャワーを浴びるまで「表皮ブドウ球菌」は時間とともに増えていきますが、エサとなる汗や皮脂がないと、「黄色ブドウ球菌」や「真菌」など増えてほしくない菌が増えてしまうのです。

　臭いが気になるからといって、シャワーをしまくるのも逆効果になるので注意してくださいね。

体臭は、「汗臭」「ミドル脂臭」「加齢臭」の3種類

体から発生するニオイは、大きく「汗臭（ワキ臭）」「ミドル脂臭」「加齢臭」の3種類あります。それぞれのニオイは、年代によって強さのピークが違います。

20代は「汗臭」がピーク

若い頃は新陳代謝が活発でよく汗をかくため、いわゆる「汗臭（ワキ臭）」が発生し、20代をピークにニオイ強度は徐々に下がっていきます。

30代半ばを過ぎたころから発生する「ミドル脂臭」

30代半ばを過ぎたころから、加齢臭とは異なる第三のニオイ「ミドル脂臭」が発生することを、（株）マンダムが発見されました。

「ミドル脂臭」は、30代半ば〜50代半ばで最も強くなります。

「ミドル脂臭」の原因成分はジアセチルで、ジアセチルと皮脂臭（中鎖脂肪酸）が混ざることで、「ミドル脂臭」となります。

30代半ば〜50代半ばの男性は3つのニオイが混在

50代半ば以降になると「加齢臭」が発生し、「汗臭」「ミドル脂臭」の発生は減少していきます。

30代半ば〜50代半ばの男性が、「汗臭」「ミドル脂臭」「加齢臭」の3つのニオイが混在した年代になります。

加齢臭が「耳の後ろ」から臭う、は都市伝説

「加齢臭」は、よく"耳の後ろ"から発生するといわれていますが、これは都市伝説。

実際は、胸や背中など体幹部を中心に発生します。

「加齢臭」は実はそんなに臭くない

　（株）マンダムが2015年に25～54歳の働く男女を対象に行った「男性の基本3体臭 "汗臭" "ミドル脂臭" "加齢臭" に関する調査」によれば、加齢臭を "我慢できない" "許せない" ととらえる女性は約20％。つまり一般的に "許せない不快なニオイ" ではないと思います。

　私も実際に「加齢臭」の原因成分ノネナールのニオイを嗅いだことがありますが、"枯れ草のような" ニオイで、特に不快なニオイではありませんでした。

「汗臭」「ミドル脂臭」は80％以上の女性が "不快に感じる" ニオイ

　一方「汗臭」「ミドル脂臭」に対しては、"我慢できない" "許せない" という女性が80％以上という結果になっています。

「ミドル脂臭」は後頭部が一番の発生源

　（株）マンダムが見つけた、「ミドル脂臭」は後頭部・頭頂部・うなじを中心に発生するという実験結果がでています。

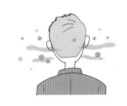

　ですので、本当はシャンプーするのが一番です。

　ですが、「菌」が繁殖してきたからといって、出先でシャンプーできないですよね？！

「精油」の薬理作用である「抗菌作用」が菌の繁殖を抑えられる

　そんなとき、"抗菌作用" のある精油でつくったアロマスプレーなら、後頭部に直接スプレーして「菌」の繁殖を抑え「ニオイケア」することができます。

香水には「消臭作用」はなく、"マスキング"で悪臭になることも

「香水」は合成香料が主な原材料なので、"抗菌作用"&"消臭作用"はありません。臭いを強い匂いでごまかす"マスキング"という形になるので、混ざると悪臭になりかねません。

「精油」なら、服ではなく体臭の中和的消臭ができる

ソファーや洋服用の消臭スプレーには、「かなり毒性の強い薬剤」が入っているそうです。

ですので、それらを直接皮膚や頭髪に噴霧するのは絶対おすすめしません。

"抗菌作用"だけでなく、"消臭作用"もある「精油」なら、服ではなく、体臭の中和的消臭ができるのです。

女性のほうが男性より嗅覚は1.5倍敏感

嗅覚は男性より女性のほうが、平均約1.5倍鋭いということが、ブラジルのリオデジャネイロ連邦大学とサンパウロ大学と米カリフォルニア大学の共同研究の結果として報告されています。

ではなぜ、女性のほうが男性より「嗅覚」が優れているのでしょうか?

女性のほうが嗅覚が鋭い理由は「免疫力の強い子」を産むため

1995年にスイスの動物学者ヴェーデキント博士が行った実験によって、女性は本能的に、ニオイで「免疫の強い病気になりにくい子」をつくれる配偶者を選択していることがわかっています。

ちなみにいわゆるフェロモンは「無臭」の物質といわれています。しかしフェロモンは「嗅覚受容体」に体臭と共に意識されるため、"よい匂い"と感じる異性とは相性がいいと考えられているそうです。

「香水」をつけていると相性のよい相手と出会えない？！

ですので、あまりキツイ匂いの「香水」や「柔軟剤」の香りを纏っていると、相性のいい女性から見つけてもらえなくなるという危険性があります。

そういった意味でも、男性には、香りが仄かなアロマがおすすめだと思っています。

「お父さん臭い！」といわれる原因は近親相姦の予防

女の子は思春期を迎える頃になると、「お父さん臭い！」と父親のニオイを嫌う傾向がありますよね。

近親相姦を防ぐという目的でも、近い遺伝子型を忌避し類似性の低い遺伝子を好むよう、「嗅覚」にプログラミングされているようです。

そして、より正しく識別できるよう、男性より嗅覚が鋭くなったと考えられています。

女性は男性のニオイについてどう思っているか？

女性120人に、男性のニオイについてアンケートをとった結果があります（ナチュリール株式会社、お客様アンケート、2017年～2023年）。

質問：初対面の男性のニオイ（体臭）はどの程度マイナスに影響しますか？
① 非常にマイナス　62.7%
② マイナス　30.5%
③ どちらともいえない　6.8%
④ あまりマイナスにならない　0%

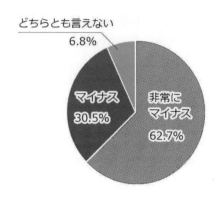

どちらとも言えない
6.8%

マイナス
30.5%

非常に
マイナス
62.7%

男性がニオイケアをしてくれたら女性は嬉しいのか？

質問：男性がニオイケアをしてくれたら嬉しいですか？

① とても嬉しい　71.7%

② 嬉しい　23.3%

③ どちらとも言えない　4.2%

④ あまり嬉しくない　0.8%

⑤ 嬉しくない　0％

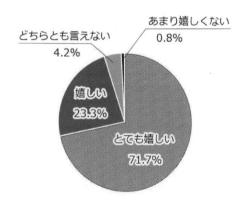

あまり嬉しくない
0.8%

どちらとも言えない
4.2%

嬉しい
23.3%

とても嬉しい
71.7%

質問：香水をつけている男性をどう思いますか？

① とても好ましい　6.7%

② 好ましい　34.5%

③ どちらとも言えない　48.7%

⑤ あまり好ましくない　8.4%

⑥ 好ましくない　1.7%

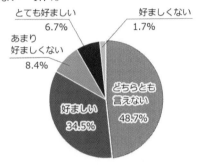

質問：アロマを使っている男性をどう思いますか？

① とても好ましい　42.%

② 好ましい　47.1%

③ どちらとも言えない　10.9%

④ 好ましくない　0%

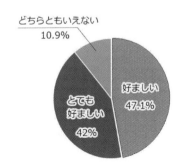

7 精油の抽出方法

精油の抽出方法はその特性によって決まる

　植物から精油を取り出す方法はいくつかあり、どのような方法で取り出すかは、植物の特性によって違います。

　芳香成分は、花、葉、根、種子、樹皮、果皮など、植物によって違う場所にあるため、どこにあるのか、また、各成分が水や熱で変化しやすいかなどにより、抽出方法が決まります。

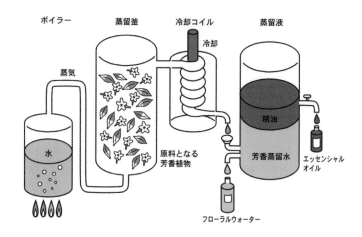

約9割が水蒸気蒸留法で抽出

　アロマセラピーの歴史にも登場した、イブン・シーナ（英名：アビセンナ）によって10世紀に発明された抽出法であり、現在でも約9割の精油がこの「水蒸気蒸留法」で抽出されています。

　おもなプロセスは、次のとおりです。

① 水が熱して水蒸気を発生。
② 水蒸気が管を通り芳香植物がはいっている蒸留釜にはいり、蒸気で原料に含まれる精油が水蒸気とともに蒸発します。
③ その気体を冷却機で冷やします。
④ 冷やされた気体は、液体に戻ります。そのとき、精油とわずかに精油成分が溶け込んだ芳香蒸留水（フローラルウォーター）が分離される形で抽出されます。

ローズの精油1滴のために約50本のバラの花びらが必要

　抽出できる量は植物の種類によります。その量が微量なほど、値段も高価になります。

　1kgのラベンダー精油を抽出するために必要な花は100ｋｇですが、ローズはその20倍！　2000kgを必要とするのです。ローズ精油1滴のために必要なバラの花はなんと50本！　ローズ精油が数ミリリットルで数万円もするのはこのためです。

抽出の過程でうまれる薬理作用もある

　植物から精油が抽出される過程で、芳香成分は化学反応を起こします。

　例えば、カモミール・ジャーマンの植物そのものに抗アレルギー作用はありませんが、蒸留の過程でカマズレンという成分が発生し、精油になると抗アレルギー作用が生まれるのです。

柑橘系の抽出は圧搾法

　柑橘系の果皮から精油を抽出するときに使用する方法です。果皮と果実を分けた後、ローラーや遠心分離機などを使って果皮を圧搾し、低温で芳香成分を抽出します。

熱を加えないため、自然の香りを楽しむことができますが、不純物が混ざりやすく、品質の劣化は早くなります。

溶剤抽出法による精油はAbs.Res.と表記される

揮発性溶剤（石油エーテル、ヘキサン、ベンゼン、メチルアルコール、エタノールなど）を使用する方法。含まれる芳香成分が少ない植物（ジャスミンなど）や樹脂（ベンゾインなど）にはこの方法が使用されます。

溶剤抽出法による精油は、花から得たものを「アブソリュート」と呼び、AbsoluteまたはAbs.と表記されます。また樹脂などから得たものは「レジノイド」と呼び、ResinoidまたはRes.と表記されます。どちらも顔への使用はおすすめしません。

ほとんどがこの3方法で抽出される

ほかに液化ガスを使う方法などもありますが、ほとんどの精油は水蒸気蒸留法、圧搾法、溶剤抽出法の3方法のいずれかで抽出されています。

8　精油を購入するときの注意点

精油の分子は小さいため2分で血管に入る

「精油」は分子が小さいので、塗布した場合は2分で血管に入り、血液によって全身の組織・器官を巡り肝臓で代謝されます。

鼻や口から入った精油も、気管支や肺の粘膜から血管に吸収されます。

ですので、お部屋で芳香する精油でも、やはり品質にはこだわってほしいと思っています。

品質の確認ポイント

①成分分析表が、精油ごとにあるか？（ネットで確認でもOK）

②ガスクロマトグラフィーによる0.01％までの成分が明らかであるか？　また、酸価、ケン価、屈折率、比重、農薬、防腐剤等の検査がされているか？

③学名の記載があるか？

④ロット番号が明記され管理されているか？

⑤使用期限が表記されているか？

⑥原料植物の栽培方法（野生、有機栽培など）抽出部位、抽出方法、原産地などを確認する。（同じ名前でも成分が違うと作用と効果が変わるので）

⑦光、熱、空気によって劣化するので、遮光瓶にはいったもの。

⑧ポプリオイル、アロマオイル、と間違えない。精油は「エッセンシャルオイル」（ホームページの説明文でアロマオイルと表現されているが本物の精油もあるので注意）。

⑨オーガニック（無農薬栽培）か？

⑩第三者機関の「オーガニック認証」のロゴがラベルに明記されているか？

　以上を確認して、安心安全な「精油」を選んでくださいね。

成分分析表がついているだけでは当てにならない

　成分分析表がついているかどうか？　は、確かに品質の確認にはなります。

　日本では、成分分析表がついているか？　に重きを置くセラピストさんが多いのですが、成分分析表に惑わされないでください。

　ついていても、いい加減な分析表が添付されていることがあります。

51

おすすめはオーガニック（無農薬栽培）のもの

　おすすめはオーガニック（無農薬栽培）のものです。なぜなら「精油」は芳香成分を濃縮したものなので、農薬も濃縮されるからです。

オーガニック（無農薬栽培）と書いてあっても嘘の商品もある

　ラベルには「オーガニック」と書いてあっても、本当はオーガニックでない商品も存在します。

　値段やメーカーのホームページをみて見極めてください。

成分分析表＋第三者機関の「オーガニック認証」をチェック！

　成分分析表がついているかもですが、第三者機関の「オーガニック認証」がついているかをチェックしてください。

代表的な「オーガニック認証」

認証を取得していないが、オーガニック商品もある

　ただし、認証を取得していないオーガニック商品もあります。小規模の生産者の場合、コストを下げるために取得していない場合があります。

　ご自身で見極めて購入してくださいね。

精油の産地によって香りや性質が異なる

収穫年や産地によって、同じワインや果物でも風味が違ったりしますが、精油も同様です。

同種類の植物でも、生育する場所の気候（日照時間、気温、降水量）や土壌などの環境によって、成分がかなり異なる場合があります。

名前が似ていても、種類がまったく違う精油もある

例えばシダーウッド・アトラスと、シダーウッド・ヴァージニアではマツ科とヒノキ科で植物の種類も違い、成分や作用も違ってきます。

シダーウッドとしか記載されていない場合、どちらのシダーウッドか学名で確認してくださいね。

学名が同じでも成分が大きく異なるものは「ケモタイプ」と呼ぶ

見た目はまったく同じ植物で、植物学的にみて学名や科名が同じでも、成分が異なればアロマセラピーにおいての作用や使用方法、目的が異なってしまうため、別の精油として扱われます。

植物学的には同じ種なので「ケモタイプ（Chemotype：化学種）」と呼ばれて区別されています。

ケモタイプの代表的な精油はローズマリー、タイム、バジル

ケモタイプが存在する精油は、ローズマリー、タイム、バジルの3つが代表的です。その他にも、カユプテ、ニアウリなども確認されています。

ユーカリはグロブルス、ラディアタ、シトリオドラ（ユーカリ・レモン）などありますが、ケモタイプではなく、植物学的に種類が違います。

ローズマリーには3つのケモタイプが存在する

ローズマリーには以下の3つのケモタイプが存在します。

①ローズマリー・カンファー（成分にカンファーが多いローズマリー）

・筋肉痛や関節痛に役立つが、神経毒性のある成分も多いので使用量に注意。

・つんとした鋭い刺激を感じる香り。

②ローズマリー・シネオール（成分にシネオールの多いローズマリー）

・呼吸器のケア、筋肉痛や関節通のケア、スキンケアなど幅広く使える。

・さわやかでスッキリとした香り。

③ローズマリー・ベルベノン（成分にベルベノンの多いローズマリー）

・粘液溶解作用があり、呼吸器のケアにおすすめ。

・やわらかでスッキリとした香り。

色々な用途に使いたいならおすすめはローズマリー・シネオール

3タイプともローズマリーなので基本的な作用は似ていますが、上記のように主となる成分が異なるため、作用・効果が変わってきます。

色々な用途に使いたい！という場合には、まずはシネオールがおすすめです。

表記が「ローズマリー」とだけの商品は概ねシネオール

「ローズマリー」とだけ表記されているものはシネオールのことだと思います。

プラナロム社以外の精油もケモタイプである

　プラナロム社の日本代理店が「ケモタイプ」の商標を持っている
ので他メーカーが使えないのですが、ケモタイプと表記のないメー
カーでもケモタイプです。

ラベンダー・アングスティフォリアの呼び名は複数ある

　いざ、ラベンダーを買おうとお店にいくと、「ラベンダーなんとか」
がたくさんあって、どう違うの？！　そう思われる方も多いと思い
ます。

　ラベンダーは「ケモタイプ」ではありませんが、生息している標
高によって種類も香りも違います。

　アロマの世界で一般的に「ラベンダー」といえば、標高800m以
上の高山で育つ、植物的に「アングスティフォリア種」のことを指
します。呼び名が、ラベンダー、真正ラベンダー、トゥルーラベン
ダー、コモンラベンダー、イングリッシュラベンダーなどは、すべ
て同じ種類「アングスティフォリア種」になります。

「癒さない」「リラックスしない」ラベンダーもある

　標高の低い海辺に生息するラベンダー・スピカ（スパイクラベン
ダー）。他にフレンチラベンダー（ラベンダー・ストエカス）、標高
400m位で育つのが、ラベンダー・スーパー＝ラバンジンなどがそ
れにあたります。

　これらのラベンダーは、アングスティフォリア種とは成分も効能
違います。ラベンダーといえば「癒される」イメージかもしれませ
んが、これらは癒しません。

　真正ラベンダーはこれらの「癒さない」ラベンダーと、アングス
ティフォリア種を区別するために使われます。

「偽和」とは、水増しされた偽物の精油

表記だけエッセンシャルオイルで中身は類似の合成成分や安価な精油で水増しされているものを「偽和」といいます。

不純品（オーガニックでないもの）と混合品（偽和）の危険性

不純品とは農薬など、混合品とは精油成分と類似の合成成分を含むものを指します。いずれも本来なら安全である精油が、毒性をもつことになる可能性があります。

過去に、精油を使用しアレルギー反応がでた原因が、精油成分によるものではなく植物に使われていた農薬が原因だったことがあったそうです。

ラベンダーはラバンジンを混ぜて水増しした「偽和商品」が多い

ある年のフランスのラベンダーは、天候不良で生産量が前年比の半分だったのに、出荷量は7倍になっていたそうです。つまり、水増しされた「ラベンダー」が多いということです。

ラベンダーとラベンダー・スピカとの交配種として誕生したのがラバンジンです。

ラベンダーより大柄で（途中で3つに枝分かれ、それぞれに花がつく）一反あたりの収穫量が遥かに多いため、ラベンダーにこのラバンジンを混ぜて水増ししている精油が多く出回っていると言われています。

ラベンダーを焚いても眠れなかったのは「偽和商品」だったからかも

「不眠症」に効果があると聞いて「ラベンダー」を焚いてみたが、一向に眠れなかった、という話を聞くことがあります。先に書いたように「嫌いな香り」だった場合も効果が期待できませんが、もし

かしたら、ラバンジンが混ぜられた「ラベンダー」だったのかもしれません。

また、少量すぎるときも効果がでません。

成分分析表で「偽和」を見つけられることもある

ガスクロマトグラフィーでの成分分析表がついているものをおすすめするのは、こういった混ぜ物が多いからなのです。

チェックしてみると、入っているはずのない成分を見つけることがあります。

ラベンダーエクストラが最高品質

ラベンダーエクストラとラベンダーファインというのもあります。

それらは真正ラベンダーの中でも、ラベンダーエクストラがプロヴァンス地方の特に標高の高い場所(1600～1800m)で野生に育ったものを指し、香り、パワーともに、最高品質と言われています。

ラベンダーファインは「栽培種」になります。

「精油」の特徴

①水に溶けにくい。

②アルコール、油脂に溶けやすい。

③揮発性の芳香物質。強い香りを持ち、すぐに空気中に蒸発する。

④油という字が含まれるが、オリーブ油などと同じ油脂ではない。

⑤主成分は、炭化水素類、アルコール類、アルデヒド類、エステル類などの有機化合物。

⑥分子量が小さい。

⑦さまざまな薬理的作用を持つ。

⑧精油成分は光、熱、酸素によって変化し、劣化する。

植物にはなぜ、このような「香り成分」があるのか？

①敵（微生物、昆虫、幼虫、植物）からの防御のため（忌避効果）。

②受粉のために昆虫や鳥を誘引するため（誘引効果）。

③カビなどの細菌や有害物質の発生や増殖の防御（抗菌作用）。

④傷を治療するのため。

⑤他の植物の成長・発芽等を抑制するのため。

⑥水分保持・エネルギーを貯蔵するのため。

⑦芳香物質を蒸発させて自らを冷却するため。

⑧人間のホルモンと同じように植物の体内で生理活性物質として働くため。

100％天然の物質だが100％安全ではない

　精油は天然の物質だからといって、100％安全というわけではありません。

　成分は植物に含まれているときより70〜100倍ほど濃縮されているため、その作用はとてもパワフルです。

　体調や体質、また使い方によっては、皮膚に炎症を起こしたり、痒みや刺激を感じることもあります。

　以下に注意してお使いください。

9　精油を取り扱うときの注意点

取扱注意点／オーガニックで本物の精油を使うこと

　トラブルが起こる原因は、精油の成分による場合と、本物でない精油を使ったことによる場合とがあります。

　必ず、100％天然の精油であることを確かめて使用しましょう（8精油を購入するときの注意点を参照してください）。

取扱注意点／劣化した精油を使わない

　酸化が進んで劣化した精油は、皮膚の炎症など、トラブルの原因になることがあります。

　必ず使用期限内に、なるべく精油の状態がよいうちに使かってしまいましょう。特に柑橘系は、開封後半年くらいでの使用をおすすめします。

取扱注意点／原液を皮膚につけない

　皮膚に塗布する際、原液では刺激が強いため、希釈して（何で薄めるのがおすすめかは後程ご説明します）使用することが大切です。

　誤って精油の原液が直接皮膚についた場合は、すぐに清潔な大量の流水で洗ってください（オイルで拭き取るほうがとれやすいという方もいらっしゃいます）。

　赤み、刺激、発疹など皮膚に異常がみられた場合は医師の診察を受けてください。

取扱注意点／ラベンダー、ティーツリーは、原液塗布できるのか？

　ラベンダー・アングスティフォリア、ラベンダー・スピカ、ティーツリーは、臨床的に、局所であれば原液塗布してもトラブルは起きにくいといわれています。

　ですが、敏感肌、アレルギー体質の人はこの限りではありません。品質の問題もありますが、ラベンダーの原液塗布を続けたことからアレルギー症状を起こした例も多いです。

　また原液塗布後、その部分を覆ったことによってかぶれた例もあるので、テープなどで覆わないようにしてください。

　ちなみに、私はティーツリーを原液塗布してかぶれたことがあります。

取扱注意点／濃度を濃くしすぎない

濃度が濃すぎると、アレルギーや吐き気を引き起こす危険があります。

ですが、日本で推奨されている1％の濃度では、せっかくの「薬理作用」も効果を感じにくいように思います。

私は3％濃度でつくっていますが、メディカルアロマセラピーの中には、5％以上の濃度が濃いブレンドもあります。

皮膚につけたときに違和感を感じた場合など、すぐに洗い流してください。

また、芳香したときに気分が悪くなったときには、すぐに換気してください。

濃度が濃ければ濃いほど効果が高いというわけではありません。

取扱注意点／濃度によって作用が逆になる精油がある

例えば、ラベンダー・アングスティフォリアはリラックスの香りとして有名ですが、含まれる「酢酸リナリル」は、ごく少量を用いた場合「興奮」に作用します。

ペパーミントは「血圧を上げる作用」がありますが、ごく少量を用いた場合、逆に血圧を下げてしまいます。

量には気をつけてお使いください。

取扱注意点／同じ精油を長期間使用しない

同じ精油を長期間使用すると、アレルギーを引き起こす危険があります。

1か月を目安に、使用する精油の種類は変えてみましょう。

P78〜88を参考に、同じ薬理作用のある違う精油に変えて使用してみましょう。

取扱注意点／精油を飲用する場合は医師や専門家の指導の元で

　P16でもご紹介しましたが、精油の内服は危険を伴います。

　自己流での摂取は避け、必ず医師や専門家の指導の元に行ってください。

取扱注意点／精油を誤って飲用してしまった場合

　精油を誤って飲んでしまった場合、口の中に精油が残っているときは大量の水で口をすすぎます。

　子どもが飲み込んでしまった場合は、吐かせずにすぐに医師の診察を受けてください。受診するときは誤飲した精油を持参するか、精油の名前と飲んだ量をメモして持参してください。

取扱注意点／精油を目に入れない

　目は皮膚よりも敏感な部位であるため、さらに注意が必要です。誤って目に入れたり、精油がついた手で目をこするなどしないよう注意しましょう。

　精油が目に入った場合は大量の水で洗い流します。決して目をこすらず、速やかに医師の診察を受けてください。

取扱注意点／火気に注意する

　引火しやすいため、キッチンなど火気を扱う場所で、精油や精油を用いて作成したものを使用する場合には注意が必要です。

取扱注意点／乾燥機での発火に注意する

　精油入りのオイルが十分洗浄されないままタオルを乾燥機にかけて発火した事故が何件も発生し、問題になったことがありました。

　よく洗浄してから乾燥させるようにしてください。

取扱注意点／注意すべき対象者

アロマセラピーを安全に楽しむためには、精油を使用する人の健康状態や体質、感受性などに注意を払うことが必要です。

不快感や異変を感じた場合は、すぐに使用を中止しましょう。

取扱注意点／お年寄りや既往歴のある方の場合

いずれの楽しみ方で使用する場合も、まずは基準の半分以下の量で試してから使用しましょう。

取扱注意点／病気による禁忌

医師による治療を受けている場合や、薬を処方されている場合は、必ず当該医療機関に相談してください。

＜重度のうつ病の方には避けたほうがいい精油の例＞

カモミール・ローマン、サンダルウッドなど

＜低血圧の方に注意が必要な精油の例＞

イランイラン、ウィンターグリーン、カモミール・ローマン、クラリセージ、グレープフルーツ、月桃、ジャスミン、スギ、ゼラニウム、ネロリ、プチグレン、ベルガモット、ベンゾイン、マジョラム、レモンバーム（メリッサ）、ラベンダー・アングスティフォリア、ヤロウなど

＜高血圧の方に注意が必要な精油の例＞

クローブ、セージ、タイム、ハッカ、ペパーミント、ローズマリー・カンファ―、ローズマリー・シネオール、ユーカリ・グロブルス、ユーカリ・ディベスなど

<てんかんの方に注意が必要な精油の例>
　シダーウッド・アトラス、シダーウッド・バージニア、セージ、バジル、ハッカ、ヒソップ、フェンネル、ペパーミント、ヘリクリサム、ヤロウ、ユーカリ・グロブルス、ユーカリ・ディベス、ユーカリ・ラディアタ、ラベンダー・ストエカス、ラベンダー・スピカ、ローズマリー・カンファー、ローズマリー・シネオール、ローズマリー・ベルベノンなど

<心臓疾患の方に注意が必要な精油の例>
　ペパーミント

<腎臓疾患の方に注意が必要な精油の例>
　ジュニパー、ブラックペッパー、フェンネルなど

<肝臓疾患の方に注意が必要な精油の例>
　ジュニパー、ブラックペッパーなど

<緑内障、前立腺疾患の方に注意が必要な精油の例>
　レモングラス、レモンバーム（メリッサ）など

<キク科アレルギーの方に注意が必要な精油の例>
　カモミール・ジャーマン、タナセタム、ヤロウなど

<アスピリンアレルギーの方に注意が必要な精油の例>
　ウインターグリーン、クローブなど

<車を運転する前、運転時には避けるべき精油の例>
　イランイラン、クラリセージ、プチグレン

<アルコール飲用時には避けるべき精油の例>
　クラリセージ

<アスリートの公式競技前に注意が必要な精油の例>
　ウインターグリーン（ドーピング違反の対象となった時期があり
ました。現在は除外されていますが、注意が必要です）

取扱注意点／家族が妊娠中の場合
　私のまわりで、アロマセラピーを実践して、妊婦に重大な事故が
生じたことは現在までに報告されていません。
　ですが、ご家族が妊娠なさっているときは体調に考慮し、芳香浴
を楽しむ場合は十分注意してください。

<妊婦にも使える精油の例>※諸説あり
　オレンジ・スイート、グレープフルーツ、ベルガモット、ラベン
ダー・アングスティフォリア、レモン、ローズウッドなど

<妊婦に注意が必要な精油の例>※諸説あり
　アンジェリカ、アカマツ・ヨーロッパ（オウシュウアカマツ、スコッ
チパイン）、イランイラン、キャロット・シード（ワイルドキャロッ
ト）、クラリセージ、クローブ、コリアンダー、サイプレス、シダーウッ
ド・アトラス、シナモン、ジャスミン、ジュニパー、スペアミント、セー
ジ、ゼラニウム、タイム、ナツメグ、ニアウリ・シネオール、ニア
ウリ・ネロリドール、バジル、ヒソップ、ヒノキ、フェンネル、ペパー
ミント、ヘリクリサム、マジョラム、ミルラ、ヤロウ、ラベンダー・
スピカ、レモンバーム（メリッサ）、ローズ、ローズマリー・カンファ
ー、ローズマリー・シネオール、ローズマリー・ベルベノンなど

＜妊娠初期は注意が必要な精油の例＞※諸説あり

カモミール・ジャーマン、サンダルウッド、ニアウリ、ブラックペッパー、ベンゾインなど

取扱注意点／子どもに対する場合

3歳未満の乳児・幼児には、芳香浴法以外は行わないようにしましょう。

3歳以上の子どもでも、精油の使用量は成人の使用量の10分の1程度。多くて2分の1の程度とし、使用にあたっては十分に注意を払いましょう。。

誤飲防止のため、精油を使った後はしっかり蓋を閉めて保管してください。

＜3歳未満の乳児・幼児には避けるべき精油の例＞

アンジェリカ、アカマツ・ヨーロッパ（オウシュウアカマツ、スコッチパイン）、イランイラン、クローブ、コリアンダー、ジンジャー、セージ、タイム、ナツメグ、バジル、ヒソップ、ヒノキ、フェンネル、ペパーミント、レモンバーム（メリッサ）、ヤロウ、ユーカリ、レモングラス、ローズマリー、ローレルなど

取扱注意点／皮膚刺激に対する注意

精油成分の一部、フェノール類や、アルデヒド類を含む精油の中には、刺激の強いものがあります。

皮膚表面から精油成分が浸透した時点で、皮膚組織や末梢血管を直接刺激し、炎症、紅斑、かゆみなどの反応を起こすものがあり、これを皮膚刺激と呼んでいます。

人によってはアレルギー反応を引き起こす場合があります。

＜皮膚刺激に特に注意が必要な精油の例＞

アカマツ・ヨーロッパ（オウシュウアカマツ、スコッチパイン）、イランイラン、ウインターグリーン、オレガノ、カルダモン、クローブ、サイプレス、シナモン、ジュニパー、ジャスミン、ジンジャー、タイム、ティーツリー、ニアウリ、ハッカ、ヒノキ、ブラックペッパー、ペパーミント、レモンバーム（メリッサ）、レモングラス、ユーカリ・グロブルスなど

取扱注意点／皮膚の弱い方、アレルギー体質の方の場合

アロマバスや、精油を希釈して皮膚に塗布して使用する場合（トリートメントオイル、ボディスプレー、スキンローションなど）は、事前にパッチテストで安全性を確認することをおすすめします。

また、特に皮膚の弱い人、アレルギー体質の人が、初めてアロマセラピーを利用する場合など、精油の希釈濃度にも注意が必要です。記載されている濃度よりも薄い濃度から試してみてください。

＜パッチテストのやり方＞

腕の内側に、精油を希釈したものを大豆粒ほどの大きさに塗り、そのまま24〜48時間放置して様子をみます。皮膚に痒みや発疹がでた場合は、すぐに水で洗い流してください。反応がでた精油は使わないようにしてください。

取扱注意点／光毒性に対する注意

柑橘系の精油には、日光などの強い紫外線に反応することによって、皮膚に炎症を起こすなどの毒性を示すものがあり、これを光毒性と呼んでいます。

光毒性をもつ可能性のある精油を日中に使用する場合は注意が必

要です。必要なときはベルガプテンフリー、フロクマリンフリーの
精油もあるので、それらを選びましょう。

　ですが、ベルガモット以外は、あまり神経質にならなくていいと
思います。レモンやライムのベルガプテン量は微量ですし、オレン
ジ・スイート、プチグレン、マンダリンからは、ベルガプテンは検
出されないという実験結果もあります。

　ユズなども、水蒸気蒸留法で抽出されている場合、光毒性の心配
はありません。

＜光毒性に注意が必要な精油の例＞

　アンジェリカ、グレープフルーツ、ベルガモット、ライム、レモ
ンなど

取扱注意点／ペットに対する注意

　1990年頃からアメリカとカナダで、数百例の犬や猫の"ティー
ツリー中毒"が報告されたというデータがあります。ティーツリー
入りのシャンプーを使用したり、ティーツリー入りのオイルでマッ
サージを行ったのが原因と思われます。

　このことから、犬や猫を飼っているとアロマは使えないと思って
いる方が多いようですが、以下のことに気を付けてなら、使うこと
も可能だと思います。

取扱注意点／犬や猫を飼っている場合の注意

◆あまり長時間焚かないようにする。

◆狭い部屋や締め切った部屋で焚かないようにする。

◆終わったら換気し、精油を使った後は手洗いを必ず行う。

◆猫にはアロママッサージはしない（精油を選べば犬にはOK）。

◆危険な精油入りのシャンプー、オイルはつかわない。

◆精油を誤飲しないように気を付ける。

◆アロマバスに入ったときは、使用後のお風呂場にペットが侵入して浴槽を舐めたり、濡れた手足を舐めたりすることがないよう気を付ける。

※これらを守れば、犬や猫がいるおうちでもアロマは使えると思います。ですが、猫を飼っている方は、犬よりも慎重にお使いください。

<犬に使っても安全といわれている精油>

オレンジ・スイート、ラベンダー・アングスティフォリアなど

<犬に避けたい精油の例>

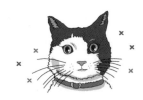

アニス、ウインターグリーン、オレガノ、カンファー、クローブ、タイム、ティーツリー、バーチ、ヒソップ、ペニーロイヤル、ベルガモット、ヤロウ、ユーカリ、ラベンダー・ストエカス、レモン、ローズマリーなど

<猫に避けたい精油の例>

イランイラン、ウインターグリーン、オレンジ、グレープフルーツ、クローブ、サイプレス、サンダルウッド、シナモン、ジュニパー、スペアミント、ゼラニウム、タイム、ティーツリー、ミルラ、パイン、パチュリ、ブラックスプルース、ブラックペッパー、フランキンセンス、ペパーミント、マンダリン、ユーカリ、ライム、ラベンダー、レモン、レモングラス、ローズ、ローズマリー、など

取扱注意点／猫やフェレットを飼っている場合の注意

猫の肝臓には、重要な解毒機構の1つである "グルクロン酸抱合" がないということがわかっています。そのため、人間や犬の場合 "グルクロン酸抱合" で分解される精油の一部の成分が解毒できず、体に蓄積されてしまい悪影響を与えるそうです。

同様に "グルクロン酸抱合" の能力が弱いとされるのは、フェレットです。フェレットを飼っている方も精油の誤飲や精油入りシャンプーには気をつけてくださいね。

取扱注意点／鳥を飼っている場合の注意

鳥（特にインコなどの小鳥）は、化学物質や香料、揮発した薬品への許容量、その処理性能がとても小さく、人間の何十分の1、何百分の1の量が致死量になる場合があるそうです。

そして、精油のどの成分が小鳥に悪影響を及ぼすかはまだはっきりしていないそうです。

アロマディフューザー（アロマをお部屋で芳香する装置）を使用する場合は

◆小鳥のいないお部屋で焚く。

◆長時間焚きっぱなしにしない。

◆時々換気をする。

心配性の方は、ディフューザーは使用しないほうがいいかもしれません。

取扱注意点／昆虫を飼っている場合の注意

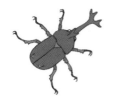

昆虫を飼っているお部屋では、昆虫忌避作用がある精油の使用は避けましょう（P89）。

取扱注意点／注意すべき精油があることを把握しておく

　精油は植物から抽出した天然のものであり、私たちにとって有益な作用がたくさんありますが、精油によっては危険な性質をもつものがあります。

　十分な知識をもった上で、ルールを守ってアロマセラピーを楽しんでくださいね。

10　精油を保管するときの注意点

保管注意点／精油は成分が変化していく

　精油は製造時より成分の変化が始まっています。空気・紫外線・温度・湿度に注意して保管してください。

保管注意点／精油の保管容器

　遮光性のガラス容器が最適です。キャップをしっかり締めて、ビンを立てて保管しましょう。

保管注意点／精油の保管場所

　直射日光と湿度を避け、冷暗所に保管します。

保管注意点／子どもやペットの手の届かない場所に保管する

　誤飲などの危険性が考えられます。

保管注意点／精油の保存期間

　開封後1年以内が目安とされています。柑橘系の精油は、他の精油と比較して成分変化が起こりやすいといわれています。柑橘系は開封後半年を目安に使いきってください。

保管注意点／手づくりのアロマクラフトの保存期間

　紫外線・温度・湿度に注意して保管してください。防腐剤がはいっていないため、2か月くらいを目安に使いきってください。

11　アロマセラピーのメカニズム

精油が体内に入るルートは4つ

①　嗅覚器から脳へ

　鼻から吸い込まれた芳香成分は、鼻の奥にある嗅上皮の粘膜に付着し、嗅覚細胞のレセプターと結合します。これが刺激となって、芳香分子は電気信号となり脳へと伝わります。

②　呼吸器から血液中へ

　呼吸によって吸い込んだ芳香成分の一部は、気管を通って肺に入り、肺胞の毛細血管から血中にはいって全身に送られます。

③　皮膚から血液中へ2分で吸収される

　精油を皮膚に塗布すると、皮膚から吸収されて毛細血管に入り、血液によって全身へと運ばれます。

　皮膚には細菌などの異物の侵入を防ぐバリア機能がありますが、精油の成分は分子量が小さいため、皮膚から浸透しやすく2分で吸収されるといわれています（ただし、分子量の大きなキャリアオイルに混ぜると吸収は悪くなります）。

④　消化器から血液へ（経口は危険を伴うので注意）

　精油を経口すると、消化器粘膜から吸収され、血液を介して全身を循環し、内服した精油のすべてが体内にとりいれられます。

そのため、肝臓や腎臓に負担がかかってしまうこともあります。自己流での摂取は危険を伴いますので、必ず医師や専門家の指導の元におこなってください。

精油は腎臓、肝臓を経て、体外に排出される

上記のような経路で体内にはいった精油は、血流にのって全身に運ばれ、最後は腎臓と肝臓に運ばれて、解毒・代謝され、不要なものとして尿や便、吐く息、汗などから体外に排出されます。

「ニオイ」を嗅いだとき、特定の人や場所を思い出す「プルースト効果」

道ですれ違った女性の香水の「ニオイ」で、昔の彼女を思い出したことはありませんか?

おばあちゃんの家の箪笥の「ニオイ」で幼少期を思い出したり、給食のおかずの「ニオイ」で小学校時代を思い出したり、人はある特定の「ニオイ」を嗅いだとき、過去の光景がフラッシュバックしたり、特定の人や場所を思い出したりすることがあります。

これを「プルースト効果」といいます。

フランス人作家マルセル・プルーストの『失われた時を求めて』という作品の文中において、主人公が紅茶にマドレーヌを浸したときの香りで、幼少時代を思い出すという描写があることが由来です。

五感のうち「嗅覚」だけが、本能を司る脳に直接伝達される

2004年、世界で初めて「嗅覚」が脳に与えるシステムを解明したことに対し、米国のリチャード・アクセル氏とリンダ・バック氏の両氏にノーベル医学生理学賞が授与されました。

彼らの研究で、聴覚や視覚が知的活動を司る大脳新皮質を経由す

るのに対し、人間の五感の中で、「嗅覚」だけが、"動物脳"と呼ばれる、「大脳辺縁系」にダイレクトに作用することがわかってきました。

五感のうち「嗅覚」以外は、知的活動を司る脳に伝達される

　五感のなかで「嗅覚」以外は、大脳新皮質と呼ばれる、脳の中でも比較的後に発達した部位にまず伝達されます。大脳新皮質は、知性、理性、創造、知的活動などを司る部位なので、「考える脳」と言われています。

　例えば花を見たとき、「大事なお客様にいただいた花」と理性的に判断し、その後「綺麗だなー」などの、本能的、情緒的な判断が行なわれます。

好き、嫌い、本能（食欲、性欲、睡眠欲）は「ニオイ」の影響をうける

　嗅覚だけが、ダイレクトに伝達する「大脳辺縁系」には扁桃体といって情緒（好き嫌い、喜怒哀楽）や本能活動（食欲、性欲、睡眠欲）をつかさどる器官があります。

　そのため「ニオイ」を嗅いだ瞬間、それが「大事なお客様のニオイ」と判断する前に、「臭っ！」「生理的に無理！」など、本能的、情動的な判断が行われてしまうのです。

ニオイは、ストレス反応やホルモン分泌、内臓、免疫、にも影響する

　大脳辺縁系では好き・嫌い、快・不快が判断されるので、「ニオイ」が心地よいと判断されると、その"心地よい"という情報が、すぐ近くにあり神経同士の連絡が密な、脳幹の視床下部にも伝わります。

視床下部は血管や内臓の働きを調整する自律神経系、ホルモンの分泌を調整する内分泌系、ウイルスや細菌から体を守る免疫系の3つのシステムを統括する部位になります。

つまり、人間の心と身体の健康を維持するため欠かせない機能を調整する役割がある部位になります。

ですので、「ニオイ」によって"心地よい"刺激を受けると、心身が整っていくのです。

記憶は「ニオイ」の影響を強くうける

また、大脳辺縁系には「海馬」と呼ばれる記憶をつかさどる器官があります。

嗅覚を担当する脳の部分と「海馬」は隣合わせになっているため、記憶は香りの影響を強く受けます。

ある特定の「ニオイ」を嗅いだとき、過去の光景がフラッシュバックしたり、特定の人や場所を思い出したりする「プルースト効果」が起こるのはこのためです。

知性、理性、創造、知的活動も香りの影響をうける

そして、大脳辺縁系からまわりの大脳新皮質にも「ニオイ」の刺激は伝わります。

ですので、大脳新皮質が司る知性、理性、創造、知的活動なども、「ニオイ」の影響を受けるといわれています。

香りが脳に伝達されるスピードは0.2秒！

「ニオイ」の刺激が脳へ伝わるまでの時間は0.2秒以下。痛みが脳に伝わる時間が0.9秒ですから、どれだけ速いかおわかりいただけるかと思います。

〔嗅覚のしくみ〕

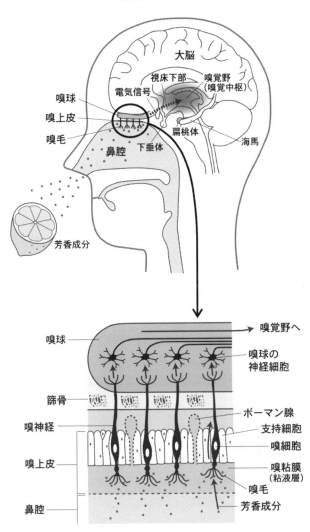

12　アロマセラピーの心身への機能性作用

心と体と皮膚、3つに働きかける機能がある

　アロマセラピーには①心に対する働き、②体に対する働き、③皮膚に対する働きという3つの機能性作用があります。

　そして、心と体、または心と皮膚、体と皮膚、同時に働きかけることができるのが特徴です。

アロマセラピーでは心身の不調を同時に改善することができる

　これが、「薬」や「マッサージ」との大きな違いになります。

　ストレスから心身両方に不調がでることはよくあります。

　「薬」や「マッサージ」では、そのどちらかだけを改善することしかできません。

　アロマセラピーでは、心身の不調を同時に改善できることが可能になります。

すべてが科学的に理論づけられているわけではない

　裏付けとなるデータがないものもありますが、ヨーロッパなどで長い期間実践され、伝承的に使用され報告されているものも含めて、代表的な精油をご紹介します。

①　心に対する作用
精油の匂いを嗅ぐと幸せホルモンなどが分泌され感情が安定する

　精油の匂いを嗅ぐと、エンドルフィン、セロトニン、アドレナリンなど脳内の神経伝達物質が分泌されることがわかっています。

　エンドルフィンは、モルヒネの数倍の鎮痛効果があり、気分が高

揚したり幸福感が得られます。セロトニンは、"幸せホルモン"と呼ばれ、情緒の安定が得られます。

　アドレナリンは心を鼓舞・活気づける効果をもたらします。香りによって刺激される大脳辺縁系、視床下部、下垂体といった脳の部位は、情動、記憶、本能行動、食欲、性欲、睡眠欲、自律神経系や内分泌系の働きをコントロールしています。

　これらは、心の影響を受けやすく、感情が安定していると円滑に働き、病気にもなりにくいことがわかっています。

②　体に対する働き
精油の成分は免疫力を高め、各臓器の機能を高める

　精油の成分には、免疫系を強化して体がウイルスや細菌と戦う力を高める、血液やリンパ液の流れを促す、腎臓や肝臓、胃など体の各器官を刺激して働きを高める、などの効果があることがわかっています。

③　皮膚に対する働き
精油の成分は肌の調子を整えたり、再生を促します

　精油の成分には、皮膚の調子を整えスキンケアに役立つものや、傷を早く治し皮膚の再生を促すものがあります。

13　精油の主な作用とその意味

精油には複数の成分が含有され、多様な作用を併せ持つ

　1つの精油につき、何百種類もの成分が含まれていて、多様な薬理作用を併せもっています。さまざまな作用の中から、主な作用とその意味、その作用が期待できる代表的な精油をご紹介します。

①心に対する働き

●抗うつ作用

憂鬱をやわらげ、気分を高める。

代表的な精油

イランイラン、オレンジ・スイート、クラリセージ、グレープフルーツ、ジャスミン、ゼラニウム、ネロリ、パチュリ、プチグレン、フランキンセンス、ベルガモット、マンダリン、ラベンダー・アングスティフォリア、レモンバーム（メリッサ）、ローズウッド、ローズオットーなど

●抗ストレス作用

ストレスへの抵抗性を高める。

代表的な精油

イランイラン、オレンジ・スイート、グレープフルーツ、シダーウッド・アトラス、ジャスミン、プチグレン、ベルガモット、ラベンダー・アングスティフォリアなど

●抗不安作用

不安をやわらげ、気分を明るくする。

代表的な精油

オレンジ・スイート、カモミール・ローマン、クラリセージ、クロモジ、月桃、ネロリ、ベルガモット、ラベンダー・アングスティフォリア、レモン、ローズオットー、ユズなど

●催淫作用

性欲を高める。

代表的な精油

　イランイラン、カルダモン、サンダルウッド、ジャスミン、ジンジャー、パチュリ、ブラックペッパー、ミルラ、ローズ・アブソリュート、ローズオットーなど

●精神高揚作用

　気分を高揚させる。

代表的な精油

　イランイラン、オレンジ・スイート、グレープフルーツ、ジャスミンなど

●頭脳明晰作用

　脳を刺激し、集中力を高める。

代表的な精油

　カルダモン、ティーツリー、バジル、ハッカ、ペパーミント、ユーカリ・グロブルス、レモン、ローズマリー・カンファー、ローズマリー・シネオールなど

●鎮静作用

　神経の興奮を鎮めて、気持ちを落ち着かせる。

代表的な精油

　青森ヒバ、アカマツ・ヨーロッパ（オウシュウアカマツ、スコッチパイン）、イランイラン、オレンジ・スイート、カモミール・ローマン、クラリセージ、クロモジ、月桃、サイプレス、サンダルウッド、シダーウッド・アトラス、ジャスミン、スギ、ネロリ、ヒノキ、プチグレン、フランキンセンス、ベチバー、ベルガモット、マジョラム、マンダリン、ミルラ、ラヴィンツァラ、ラベンダー・アングスティフォリア、ユズなど

②体に対する働き

●うっ滞除去作用

溜まった体液（血液、リンパ液）の流れを促す。

代表的な精油

青森ヒバ、アカマツ・ヨーロッパ（オウシュウアカマツ、スコッチパイン）、グレープフルーツ、サイプレス、サンダルウッド、シダーウッド・アトラス、ジュニパーベリー、ティーツリー、パチュリ、ヒノキ、ベチバー、ヘリクリサム、マンダリン、ユーカリ・グロブルス、ユーカリ・ラディアタ、ラヴィンツァラ、ローズマリー・ベルベノンなど

●緩下作用
かんげ

大腸の働きを活性化して、便通を促す。

代表的な精油

オレンジ・スイート、カルダモン、クローブ、サンダルウッド、ジャスミン、ジュニパー、ジンジャー、バジル、パチュリ、フェンネル、ブラックペッパー、マンダリン、ローズオットーなど

●強肝作用

肝臓の機能を刺激し促進する。

代表的な精油

キャロット・シード（ワイルドキャロット）、サイプレス、バジル、ペパーミント、ヘリクリサム、レモン、レモングラス、ローズマリー・シネオール、ローズマリー・ベルベノンなど

●強壮作用

身体の各部や全身の働きを活性化し、強化する。

80

代表的な精油

　アカマツ・ヨーロッパ（オウシュウアカマツ、スコッチパイン）、イランイラン、カモミール・ジャーマン、カモミール・ローマン、カルダモン、キャロット・シード（ワイルドキャロット）、クラリセージ、グレープフルーツ、クローブ、月桃、サイプレス、サンダルウッド、シダーウッド・アトラス、ジュニパー、ジンジャー、ゼラニウム、タイム、ティーツリー、ニアウリ・シネオール、ネロリ、バジル、パチュリ、パルマローザ、ヒノキ、フェンネル、ブラックペッパー、フランキンセンス、ベチバー、ペパーミント、ベルガモット、マジョラム、マンダリン、ミルラ、ユーカリ・グロブルス、ユーカリ・ラディアタ、ラヴィンツァラ、レモングラス、ローズウッド、ローズマリーなど

●去痰作用

　気管支から過剰な粘液の排出を促す。

代表的な精油

　アカマツ・ヨーロッパ、クロモジ、月桃、ティーツリー、ニアウリ・シネオール、ハッカ、ユーカリ・グロブルス、ユーカリ・ラディアタ、ラヴィンツァラなど

●血圧降下作用

　血圧を低下させる。

代表的な精油

　イランイラン、ウインターグリーン、カモミール・ローマン、クラリセージ、グレープフルーツ、月桃、スギ、ゼラニウム、ネロリ、プチグレン、マジョラム、レモンバーム（メリッサ）、ラベンダー・アングスティフォリア、ヤロウなど

●血圧上昇作用

血圧を上昇させる。

代表的な精油

クローブ、セージ、タイム、ハッカ、ペパーミント、ユーカリ・グロブルス、ローズマリー・シネオール、ローズマリー・カンファーなど

●健胃作用

胃のさまざまな不調を緩和して正常にする。

代表的な精油

オレンジ・スイート、カモミール・ジャーマン、カルダモン、ペパーミント、ベルガモット、マンダリン、レモン、レモングラスなど

●抗アレルギー作用

アレルギーの症状を和らげる。

代表的な精油

カモミール・ジャーマン、カモミール・ローマン、月桃、タナセタム、ヤロウ、リトセア、レモンバーム（メリッサ）など

●抗炎症作用

炎症を鎮める働き。

代表的な精油

アカマツ・ヨーロッパ（オウシュウアカマツ、スコッチパイン）、ウインターグリーン、オレガノ、カモミール・ジャーマン、カモミール・ローマン、カルダモン、スギ、ティーツリー、クロモジ、ブラックスプルース、フランキンセンス、ヘリクリサム、ミルラ、ヤロウ、ユーカリ・グロブルス、ユーカリ・ラディアタ、ラベンダー・アングスティフォリア、ラベンダー・スピカ、ユズなど

●抗菌・抗ウイルス作用

細菌、ウイルスの増殖を抑える。

<u>代表的な精油</u>

青森ヒバ、アカマツ・ヨーロッパ（オウシュウアカマツ、スコッチパイン）、ウインターグリーン、オレガノ、カルダモン、キャロット・シード（ワイルドキャロット）、グレープフルーツ、クローブ、クロモジ、月桃、サイプレス、シダーウッド・アトラス、ジュニパー、スギ、ゼラニウム、タイム・リナロール、ティーツリー、ニアウリ・シネオール、ニアウリ・ネロリドール、ハッカ、バジル、パルマローザ、ヒノキ、ブラックスプルース、フランキンセンス、ペパーミント、ベルガモット、マジョラム、マートル、ミルラ、ヤロウ、ユーカリ・グロブルス、ユーカリ・ラディアタ、ユズ、ラヴィンツァラ、ラベンダー、レモン、レモングラス、ローズウッド、ローズオットー、ローズマリー・カンファー、ローズマリー・シネオール、ローズマリー・ベルベノンなど

●抗痙攣作用

筋肉の痙攣を鎮める働き。

<u>代表的な精油</u>

イランイラン、オレンジ・スイート、カルダモン、クローブ、ジュニパー、ゼラニウム、タイム・リナロール、ニアウリ・シネオール、バジル、ヘリクリサム、ベルガモット、ラベンダー・アングスティフォリア、ローズオットー、ローズマリー・ベルベノンなど

●抗ヒスタミン作用

ヒスタミンの働きを抑えることでアレルギー反応を抑える。

<u>代表的な精油</u>

カモミール・ジャーマン、クローブ、シナモンリーフ、ゼラニウム、タナセタム、ペパーミント、ヤロウ、レモングラスなど

●コーチゾン様作用

副腎皮質ホルモンに似た働き。（体内部より炎症を抑える）
代表的な精油

アカマツ・ヨーロッパ（オウシュウアカマツ、スコッチパイン）、サイプレス、シダーウッド・アトラス、ブラックスプルースなど

●脂肪溶解作用

体内の脂肪の燃焼を助ける。

代表的な精油

グレープフルーツ、シダーウッド・アトラス、セージ、ユーカリ・ディベス、ラベンダー・ストエカス、ローズマリー・カンファー、ローズマリー・ベルベノンなど

●消化機能促進作用

消化器官の働きを助ける。
代表的な精油

オレンジ・スイート、カモミール・ローマン、カルダモン、グレープフルーツ、ジンジャー、ハッカ、バジル、ブラックペッパー、ペパーミント、マンダリン、レモン、レモングラス、ユズなど

●制吐作用

嘔吐を抑える
代表的な精油

ジンジャー、ブラックペッパー、ペパーミントなど

●鎮咳作用

咳を鎮める働き。

代表的な精油

　青森ヒバ、サイプレス、サンダルウッド、タイム・リナロール、マートル、ユーカリ・グロブルス、ユーカリ・ラディアタ、ラヴィンツァラなど

●鎮痛作用

　痛みを緩和する。

代表的な精油

　アカマツ・ヨーロッパ（オウシュウアカマツ、スコッチパイン）、ウインターグリーン、オレンジ・スイート、カモミール、ローマン、クラリセージ、グレープフルーツ、クローブ、クロモジ、月桃、シトロネラ、ジュニパー、ジンジャー、ゼラニウム、ティーツリー、ニアウリ・シネオール、ネロリ、ハッカ、バジル、パルマローザ、プチグレン、ブラックペッパー、ペパーミント、ヘリクリサム、ベルガモット、マジョラム、ヤロウ、ユーカリ・グロブルス、ユーカリ・ラディアタ、ユーカリ・レモン、ラヴィンツァラ、ラベンダー・アングスティフォリア、ラベンダー・スピカ、レモン、レモングラス、ローズウッド、ローズマリー、カンファー、ローズマリー、シネオールなど

●鎮痒作用

　かゆみを鎮める作用。

代表的な精油

　カモミール・ジャーマン、カモミール・ローマン、タナセタム、パルマローザ、ペパーミント、ミルラ、ヤロウなど

●副腎皮質刺激

心身のストレスと闘い、回復させる。

代表的な精油

アカマツ・ヨーロッパ（オウシュウアカマツ、スコッチパイン）、ブラックスプルースなど

●ホルモン調整作用

ホルモンのバランスを調整する

代表的な精油

イランイラン、クラリセージ、サイプレス、ゼラニウム、ニアウリ・ネロリドール、ヤロウ、ローズ・アブソリュート、ローズオットーなど

●免疫強化作用

免疫力を高めて、活性化する。

代表的な精油

アカマツ・ヨーロッパ、（オウシュウアカマツ、スコッチパイン）、オレガノ、クローブ、スギ、タイム、ティーツリー、ニアウリ・シネオール、パルマローザ、プチグレン、ブラックスプルース、フランキンセンス、ベチバー、マートル、ミルラ、ユーカリ・グロブルス、ユーカリ・ラディアタ、ユーカリ・レモン、ラヴィンツァラ、レモン、ローズウッドなど

③皮膚に対する働き

●育毛作用

毛髪を育てる。

代表的な精油

　イランイラン、青森ヒバ、クロモジ、ヒノキ、ユーカリ・グロブ
ルスなど

●脱毛予防作用

　抜け毛を予防する。

代表的な精油

　イランイラン、オレンジ・スイート、オレンジ・ビター、シダー
ウッド・アトラス、ジンジャー、ティーツリー、ヒノキ、マンダリ
ン、ユーカリ・ラディアタ、ユズ、レモン、レモングラス、ローズ
マリー・シネオール、ローズマリー・ベルベノンなど

●細胞成長促進作用

　皮膚細胞の成長を促す。

代表的な精油

　青森ヒバ、キャロット・シード（ワイルドキャロット）、ネロリ、
パチュリ、パルマローザ、フランキンセンス、ベチバー、ヘリクリ
サム、ラベンダー・アングスティフォリア、ローズウッド、ローズ
オットー、ローズマリー・ベルベノンなど

●収れん作用

　皮膚の組織を引き締める。

代表的な精油

　月桃、サイプレス、サンダルウッド、ジュニパー、ゼラニウム、
パチュリ、ヘリクリサム、ミルラ、ユズ、レモングラスなど

●制汗作用

　汗をかくのを抑える。

代表的な精油

　サイプレス、シトロネラ、セージ、ユーカリ・グロブルス、ユーカリ・ラディアタ、ユーカリ・レモン、レモンバーベナなど

●デオドラント作用

　体臭や汗のニオイを防いだり、取り除いたりする。

代表的な精油

　アカマツ・ヨーロッパ（オウシュウアカマツ、スコッチパイン）、クラリセージ、月桃、サイプレス、シトロネラ、ジュニパー、ゼラニウム、ネロリ、パチュリ、プチグレン、ペパーミント、ベルガモット、ミルラ、ユーカリ・グロブルス、ラベンダー・アングスティフォリア、レモン、レモングラス、ローズウッドなど

●瘢痕形成作用

　傷を治して、皮膚を滑らかにする。

代表的な精油

　カモミール・ジャーマン、ニアウリ・シネオール、パルマローザ、フランキンセンス、ヘリクリサム、ミルラ、ヤロウ、ラベンダー・アングスティフォリア、ラベンダー・スピカ、ローズマリー・ベルベノンなど

●抗真菌作用

　真菌（水虫）の増殖を抑制、感染を予防する。

代表的な精油

　青森ヒバ、カルダモン、クロモジ、タイム・リナロール、ティーツリー、ハッカ、パルマローザ、ヒノキ、フランキンセンス、ラベンダー・スピカ、レモングラスなど

その他の機能性作用

●昆虫忌避作用

　蚊、など昆虫を寄せ付けない。

代表的な精油

　青森ヒバ（アリ、蚊、ダニ）クスノキ（洋服の防虫）クローブ（ゴキブリ）、シダーウッド・アトラス（洋服の防虫）、シトロネラ（蚊）、ハッカ（ゴキブリ、蚊）、パチュリ（ダニ）、パルマローザ（ダニ）、ヒノキ（ダニ）、ユーカリ・レモン（蚊）、レモングラス（ゴキブリ、蚊、ダニ）、ローズマリー・カンファー（洋服の防虫）など

14　アロマセラピーの実践方法

生活にアロマセラピーを取り入れる

　では、実際にアロマセラピーを生活に取り入れるための実践法をご紹介します。

●芳香浴

　精油の香りを拡散させて楽しむ方法が芳香浴になります。

ディフューザー（芳香拡散器）を使う

　ディフューザーと呼ばれる専用の器具を使って拡散させる方法が一番一般的です。

　水に精油を薄めて使うタイプ、精油の瓶をそのままディフューザーに取り付け、原液を拡散させるタイプなど、種類もたくさんあります。

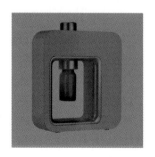

水を使わないネブライザー式がおすすめ

　水を使わず、精油を空気の振動によって霧状にして拡散するネブライザー式のものがおすすめです。精油の瓶を直接セットするので、精油本来の香りをしっかり楽しめます。

　超音波式は水を使用するためカビや雑菌が繁殖しやすく、まめに手入れをしなければいけません。ネブライザー式は手入れの頻度も少なくていいですし、雑菌を空気中にまき散らす心配がありません。コードレスタイプは車や野外にも持ち運べて便利です。

アロマランプ

　ディフューザーよりも安価ですし、コンセントに直接差し込めて、ランプとしても楽しめるタイプがお手軽でおすすめです。

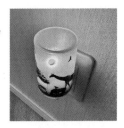

車用のアロマクリップ

　運転中の眠気覚まし、車中の嫌な臭い消し、両方の意味でおすすめです。エアコンの吹き出し口に挟むクリップタイプは、デザインも豊富です。

1日中同じ香りを芳香させない

　いくら好きな香りでも、1日中同じ香りを芳香することはおすすめしません。疲労感や頭痛を引き起こすこともあるので、時々換気しながら、タイマー機能などもつかいましょう。

アロマキャンドルやアロマポットは火事に気をつける

　精油入りのキャンドルや、精油をキャンドルで間接的に温め香りを拡散させるアロマポットは素敵ですが、小さいお子さんや高齢者

のいるご家庭でお使いになるときは、火傷や火事に十分気をつけて
ご使用ください。

1番簡単なのは、ティッシュやハンカチに精油を垂らす方法

　アロマランプもディフューザーも面倒な方におすすめなのは、
ティッシュやハンカチに精油を垂らす方法です。

　例えば不眠の場合、おすすめ精油を2、3滴足らして寝る前に嗅
いでみましょう。ハンカチの場合は、シミがつくので注意してくだ
さいね

●アロマバス

　入浴中にアロマを取り入れる方法。香りを楽しみながら皮膚から
も芳香成分が吸収されるのでおすすめです。

原液をそのままお湯に垂らさない

　精油の特徴にも書きましたが、精油は水に溶けにくい性質があり
ます。

　原液をそのままお風呂のお湯に垂らすと、ピリピリとした皮膚刺
激を感じることがあるのでおすすめしません。

乳化剤に溶かしてから混ぜるか、市販品を使う

　精油を乳化（水と油を混ぜるため仲介のものを混ぜる）させてか
らお湯に混ぜましょう。

　おすすめはアロマ用の無香料のバスオイルですが、なければ、は
ちみつに混ぜてからお湯に溶かしてもいいでしょう。

　精油入りの市販の入浴剤もおすすめです。合成香料の商品が多い
ので、精油入りか確かめてくださいね。

翌日沸かしなおしもOK！　精油は追加してください

2～10滴ほどを、浴槽の大きさ、お子さんの有無、精油の香りの強さ、などによって調節しながら加えてください。

揮発しやすいので、香りが消えたら追加してください。

翌日残り湯を沸かしなおすことも可能です。この場合も精油は追加してください。

バスソルト、エプソムソルトに混ぜるのはおすすめしません

バスソルトやエプソムソルトに精油を混ぜても乳化はされません。原液を直接お湯にいれることと変わらないため、皮膚刺激を感じる危険性があります。

シャワーのときに足元に垂らす

シャワーのとき、足元に原液を2、3滴垂らしておくと、シャワーのお湯で精油が揮発し、香りを楽しむことができます。

足浴・手浴もおすすめ

バケツや洗面器にお湯をはって精油を2、3滴垂らし、脚や手だけのアロマバスを楽しむのもおすすめです。肌が弱い人は乳化させてから加えてください。

●吸入

主に、風邪の予防、呼吸器のトラブル、吐き気を抑えたいときなどに、精油の揮発成分を吸い込む方法。

1番簡単なのは、蓋を開けて精油の原液を嗅ぐ

もっとも簡単な吸入の方法は、蓋を開けて直接精油の香りを嗅ぐ

ことです。

マグカップや洗面器を使う

　マグカップや洗面器に熱めの
お湯をいれ、精油を2、3滴垂ら
します。立ち上る蒸気に顔を近
づけて、ゆっくり深呼吸をしま
しょう。洗面器を使う場合、頭
からタオルを被ると、蒸気が逃
げにくいです。

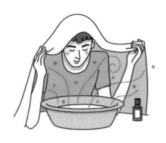

目は瞑って、むせないように注意

　急に芳香成分を含んだ蒸気を吸い込むとむせてしまうことがある
ので、気をつけましょう。芳香成分が刺激になるので、目は必ず瞑っ
て吸入しましょう。

マスクに精油をつけるときは肌に触れないよう気をつける

　精油原液を垂らす、またはエタノールなどで希釈してスプレーし
ます。その場合、精油がついた箇所が皮膚に直接触れないよう、マ
スクの外側の肌に触れない場所に垂らす、またはスプレーするよう
にしてください。

●アロマオイルマッサージ（アロマトリートメント）

　植物油（キャリアオイル）に精油を希釈したもので、全身をマッ
サージ（トリートメントという表現をします）する「アロマサロン」
は、女性向けのサロンがほとんどですが、最近は男性も施術が受け
られるサロンが増えてきていると思います。

真皮層の血管やリンパ管まで届く分子の大きさは500以下

皮膚には異物が体内に入らないようバリアゾーンと呼ばれる層があります。

その下にある真皮層の血管やリンパ管まで届くためには、分子の大きさが500以下の必要があり、植物油に希釈すると血管やリンパ管に浸透しにくくなります。

キャリアオイルに希釈すると血管やリンパ管に浸透しにくい

一般的なトリートメント（＝オイルマッサージ）するときのやり方である、精油を「植物油（キャリアオイル）」に希釈すると、せっかく分子の小さな（1番大きくても350程度）精油が分子の大きな（分子量1000前後）のキャリアオイルに混ぜることで、親油性（油と仲良し）という精油の特徴のため、精油は分子の大きなキャリアオイルから遊離しにくくなり、バリアゾーンまでしか浸透せず、真皮層の血管やリンパ管にはほとんど浸透しなくなります。

水溶性の基材のほうが、血管やリンパへの浸透率が高い

「薬理作用」のある成分を血管やリンパに浸透させたい場合、キャリアオイルに希釈するより、水溶性の基材に希釈するほうが浸透率が高くなります。

●アロマジェルで塗布がおすすめ

精油は「ジェル」に希釈して塗布することをおすすめします。「ジェル」といっても一般的に美顔器用として販売されている「ジェル」は、石油でつくられたもの（高分子ポリマー）ですのでおすすめしません。

「アロエジェル」など植物由来のものを使うことをおすすめします（つくり方とおすすめの商品は第3章でご紹介）。

トリートメント前に「精油」を混ぜたジェルを先に塗布がおすすめ

　ご自身でアロマトリートメントをする場合も、先に水溶性基材「ジェル」などに精油を混ぜて皮膚に塗布してから、ホホバオイルなど植物油でトリートメントをすることをおすすめします。

アロマトリートメントによるむくみや筋肉疲労の改善

　アロマトリートメント中は、揮発成分のにおい分子が鼻からはいり、脳や呼吸器に作用しますし、施術者が肌に触れることでリラックス効果もあります。

　トリートメントによる圧と刺激から血液やリンパの流れも促し、むくみや運動後の筋肉疲労改善にも効果があるので、トリートメント自体に効果がないというわけではありません。

おすすめの植物油（キャリアオイル）はホホバオイル

　トリートメントするときにおすすめの植物油はホホバオイルです。正確には植物油ではなく植物ワックスですが、刺激が少なく酸化しにくいため、敏感肌の人でも使いやすいと思います。

　オリーブオイルをトリートメントに使うときは、トリートメント用のオリーブオイルを選んでくださいね。

　マカデミアナッツオイル、スイートアーモンドオイル、などはナッツアレルギーの方は注意してください。植物油も品質は様々ですから、あまり安価なものはおすすめしません。

●アロマスプレー

　気分転換だけでなく、「ニオイケア」も同時にできるのでおすすめです。気軽に手に入る材料で簡単につくれるので、ぜひつくってみてください（つくり方と、おすすめのブレンドは第3章でご紹介）。

●ロールオンアロマ

スプレーのように「ニオイケア」は難しいですが、手首に塗って気分転換したり、花粉症対策で鼻の下に塗ったり、頭痛対策でこめかみに塗るのには、「ロールオン」タイプが使いやすいでしょう。

一般的なロールオンアロマのつくり方では、植物油に精油を溶かしてつくるのですが、水溶性の基材のほうが、血管やリンパへの浸透率が高いので、無水エタノール＋精製水でつくるやり方をおすすめしています（つくり方とおすすめブレンドは第3章でご紹介）。

●アロマシャンプー

無香料の（できたら、ノンシリコンで石油系界面活性剤不使用のもの）シャンプーに、精油を加えます（おすすめブレンドは第3章でご紹介）。

●うがい

コップに水を入れ精油を2.3滴加えて混ぜあわせ、うがいをします。

口臭予防や風邪予防におすすめです。

相乗効果やクエンチング効果があるのでブレンドがおすすめ

お部屋で芳香するときなど、好きな香り1種類だけでもいいのですが、精油はブレンドすることで、薬理作用の相乗効果やクエンチング効果があります。

クエンチング効果とは、単体では毒性を伴う芳香成分の危険や副作用が、ブレンドによって中和・軽減する作用になります。

また単体ではクセの強い香りが、ブレンドすることでよい香りになることも多いです。

第2章
男性におすすめ精油13選

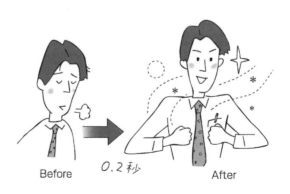

Before　　0.2秒　　After

1　イランイラン　〜精油界のテストステロン〜

●主な薬理作用

・性欲を増進させる作用

・憂鬱をやわらげ、気分を高める作用

・不安をやわらげ、気分を明るくする作用

・気分を高揚させる作用

・血圧を下げる作用

・血液の流れをよくする作用

・抜け毛を予防する作用

・抗菌・抗ウイルス作用

※高濃度・長時間の使用により、頭痛や吐き気をもよおす危険があるので使用するときはあくまで少量で。

※敏感肌の人は使用を避けてください。

※蒸留の段階によって精油のグレードが異なります。一番最初に抽出されたものが最高品質でエクストラ・スーペリア。その次が、エクストラ、ファースト、セカンド、サードと続き、価格、香り、作用が違ってくるので確認して購入しましょう。

※車の運転や集中したいときは使用を避けてください。

●おすすめのシーン

・男性の更年期障害を改善したいとき

・血圧を下げたいとき

・抜け毛が気になるとき

・リラックスしたいとき

・２人の気分を盛り上げたいとき

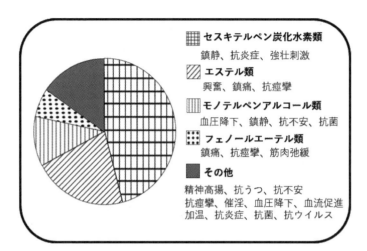

セスキテルペン炭化水素類
鎮静、抗炎症、強壮刺激

エステル類
興奮、鎮痛、抗痙攣

モノテルペンアルコール類
血圧降下、鎮静、抗不安、抗菌

フェノールエーテル類
鎮痛、抗痙攣、筋肉弛緩

その他
精神高揚、抗うつ、抗不安
抗痙攣、催淫、血圧降下、血流促進
加温、抗炎症、抗菌、抗ウイルス

◆インドネシアでは古くから新婚初夜のベッドにイランイランの花が撒かれる。

◆フランスではEDの治療にイランイランの精油がすすめられることもある。

【使い方】

●男性の更年期障害を改善したいとき

・アロマスプレー、ロールオンアロマ→P136

●抜け毛が気になるとき

・シャンプーにプラスする→P163〜165

●リラックスしたいとき

・アロマスプレー、ロールオンアロマ→P172

●2人の気分を盛り上げたいとき

・オイルに混ぜてマッサージ→P174

2　オレンジ・スイート　〜精油界のよしもと芸人〜

●主な薬理作用
・神経の興奮を鎮めて、気持ちを落ち着かせる作用
・憂鬱をやわらげ、気分を高める作用
・気分を高揚させる作用
・不安をやわらげ、気分を明るくする作用
・神経を強化し、安定させる作用
・ストレスへの抵抗性を高める作用
・胃のさまざまな不調を緩和して正常にする作用
・消化器官の働きを助ける作用
・食欲を増進させる作用
・血行を促進する作用
・体内の余分な水分や老廃物を排出する作用（うっ滞除去）
・抗菌・抗ウイルス作用
※ブレンドに足すことで、使いやすい香りになる。
※パニック障害の方に使われた臨床例も多数ある。

●おすすめのシーンは？
・元気になりたいとき
・疲れがとれないとき
・落ち込んだとき
・リラックスしたいとき
・初対面の人とうちとけたいとき
・眠りが浅いとき、早朝に目が覚めるとき
・認知症予防・改善したいとき（夜用→朝用とセットで）

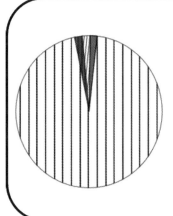

モノテルペン炭化水素類
抗菌、抗ウイルス、抗炎症
うっ滞除去、消化機能促進

モノテルペンアルコール類
鎮静、血圧降下、抗不安

脂肪族アルデヒド類
香り、抗菌

その他
精神高揚、抗うつ、鎮静、健胃
神経強壮、食欲増進、駆風
鎮痛、消化促進、加温、抗菌
抗ウイルス、解熱、鎮痙

【使い方】

●元気になりたいとき、リラックスしたいとき

・アロマスプレー、ロールオンアロマ→P172

・ディフューザーでお部屋に芳香させる

●初対面の人とうちとけたいとき

・やり方→P173

・アロマランプやディフューザーでお部屋に芳香させる

●眠りが浅いとき、早朝に目が覚めるとき

・アロマスプレー、ロールオンアロマ→P142, 143

・アロマランプやディフューザーでお部屋に芳香させる→P142, 143

●認知症の予防・改善したいとき

・やり方→P166

・アロマランプやディフューザーでお部屋に芳香させる。→P166

3 グレープフルーツ　〜精油界のライザップ〜

●主な薬理作用
・脂肪の燃焼を助ける作用
・体内の余分な水分や老廃物を排出する作用（うっ滞除去）
・胃のさまざまな不調を緩和して正常にする作用
・消化器官の働きを助ける作用
・血流をよくする作用
・血圧を下げる作用
・食欲を調整する作用
・気分を高揚させる作用
・憂鬱をやわらげ、気分を高める作用
・ストレスへの抵抗を高める作用
・抗菌・抗ウイルス作用

※血圧降下剤、向精神剤、催眠剤、抗てんかん剤、鎮痛剤と併用ができないの
　で注意してください。

※光毒性（光に反応して、皮膚を刺激する）があるので、肌に塗布した場合、
　12時間は直射日光を浴びないようにしてください。

●おすすめのシーンは？
・痩せたいとき
・食欲を抑制したいとき
・二日酔いのとき
・元気になりたいとき
・体臭対策したいとき
・口臭対策したいとき

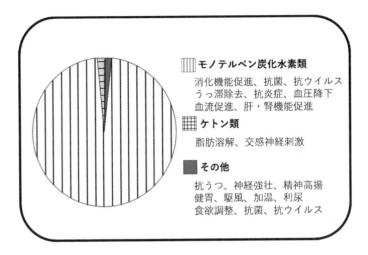

◆大阪大学の名誉教授永井克也先生と新潟大学の名誉教授新島旭先
　生の共同実験では、ラットに週3回グレープフルーツ精油の香り
　を10分間嗅がせたグループと嗅がせないグループに分けて、6週
　間後精油を嗅いだグループは嗅がなかったグループより約20ｇ
　軽くなり食事の量が7割減ったという結果がでた。

◆イチロー選手が、バッターボックスで嗅いでいたといわれている。

【使い方】

●食欲を抑制したいとき→原液を嗅ぐ

●二日酔いのとき

・アロマジェル→P144

●体臭対策&口臭対策

・アロマスプレー　P157, P158

4　サイプレス　～精油界の瞑想～

●主な薬理作用
・心の迷いを整理し、落ち着かせてくれる作用
・喜びや悲しみで高ぶった感情を沈める作用
・怒りを和らげる作用
・大脳を活性化する作用
・咳を鎮める作用
・血圧を下げる作用
・免疫力を高める作用
・体内の余分な水分や老廃物を排出する作用（うっ滞除去）
・デオドラント作用
・抗菌・抗ウイルス作用
※ご家族が妊娠初期は使用を避けてください。
※高濃度での使用は皮膚粘膜刺激があるので敏感肌の人は注意。
※成分のα-ピネンは、木が酸素をだすときに放出する成分。セドロールは心拍
　と呼吸頻度を低下させるため呼吸が深くなり、森林浴と同じ効果がある。

●おすすめのシーンは？
・心を整えたいとき
・イライラをオフしたいとき
・クールダウンしたいとき
・近親者を亡くしたとき、ペットを亡くしたとき
・痔を改善したいとき
・咳を鎮めたいとき
・体臭対策をしたいとき

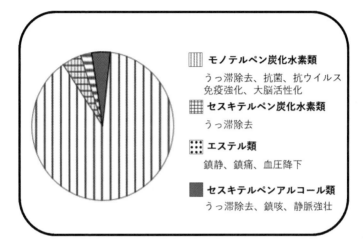

◆古代エジプトでは祈祷用の香料「キフィー」にも使われていた。
◆古代ローマでは祈祷のときに薫香として焚かれていた。

【使い方】
●心を整えたいとき
・アロマスプレー、ロールオンアロマ→P172
●近親者と死別したとき、ペットを亡くしたとき
・アロマスプレー、ロールオンアロマ→P173
●痔を改善したいとき
・アロマジェル→P147
●咳を鎮めたいとき
・吸入、アロマジェル→P148
●体臭対策→アロマスプレー　P157

5　シダーウッド・アトラス　〜精油界のスティーブ・ジョブズ〜

●主な薬理作用
・持続力や忍耐力を高める作用
・大脳を活性化する作用
・気分を鼓舞する作用
・ストレスへの抵抗性を高める作用
・脂肪を溶解する作用
・体内の余分な水分や老廃物を排出する作用（うっ滞除去）
・抜け毛を予防する作用
・デオドラント作用
・抗菌・抗ウイルス作用
・洋服の防虫作用

※妊娠中、授乳中、てんかんの人、乳幼児には、使用禁止！
※香りの持続が長く手や衣服につくと香りが消えにくいので注意！
※アトラスシダーと表記されることもあります。
※シダーウッド・バージニアという精油はヒノキ科になり（シダーウッド・ア
　トラスはマツ科）香りも作用も異なるので注意！

●おすすめのシーンは？
・商談やプレゼン、試験で自信を持ちたいとき
・持続力や忍耐力を高めたいとき
・集中力をアップしたいとき
・ニオイケアをしたいとき
・抜け毛を予防したいとき
・洋服の防虫をしたいとき

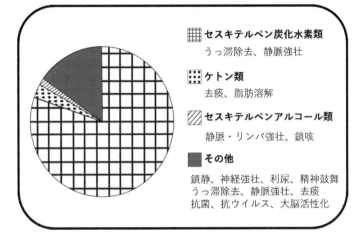

■ **セスキテルペン炭化水素類**
　うっ滞除去、静脈強壮

┇┇ **ケトン類**
　去痰、脂肪溶解

▨ **セスキテルペンアルコール類**
　静脈・リンパ強壮、鎮咳

■ **その他**
鎮静、神経強壮、利尿、精神鼓舞
うっ滞除去、静脈強壮、去痰
抗菌、抗ウイルス、大脳活性化

◆紀元前より神聖な木として神殿や船の材料棺に使われていた。
◆古代エジプトではミイラを覆う布に防腐作用のあるシダーウッド・アトラスの精油を染み込ませ、パピルスに塗って防虫もしていた。

【使い方】
●自信を持ちたいとき
・アロマスプレー、ロールオンアロマ→P170
●集中力をアップしたいとき
・アロマスプレー、ロールオンアロマ→P170
●ニオイケアしたいとき
・アロマスプレー、ロールオンアロマ→P157
●抜け毛を予防したいとき
・アロマシャンプー→P163〜165

6　ティーツリー　〜精油界の葛根湯〜

●主な薬理作用
・免疫機能を調整する作用
・抗菌・抗ウイルス作用
・炎症を抑える作用
・傷を早く治す作用
・真菌（水虫）の増殖を抑制、感染を予防する作用
・粘液（鼻水・痰など）を溶解し、排出しやすくする作用（抗カタル）
・抜け毛を予防する作用

※猫、フェレットを飼っている場合注意！（P69参照）

※ご家族が妊娠初期は使用を避けてください。

※ティーツリーには約300もの種類があり産地による成分の差が大きく同じ
　ティーツリーでも薬効にかなり差があります。

　学名Melaleuca Alternifolia（メラレウカ　アルテルニフォリア）種の精油が
　最も効果が高いと言われています。

●おすすめのシーンは？
・風邪＆インフルエンザを予防・改善
　したいとき
・水虫を予防・改善したいとき
・帯状疱疹、ヘルペスを改善したいと
　き
・すり傷、切り傷を改善したいとき
・花粉症を予防・改善したいとき

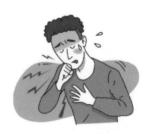

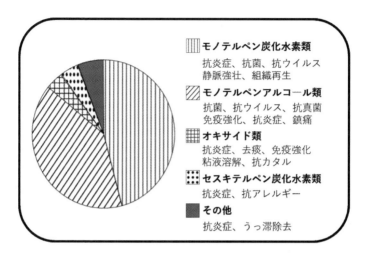

◆オーストラリアの先住民アボリジニは、昔からティーツリーの
　葉っぱを傷の治療薬や解熱剤として使用していた。
◆第二次世界大戦中、負傷したオーストラリア兵に使われた。

【使い方】
●風邪＆インフルエンザを予防・改善したいとき
・アロマジェル→P148
・ディフューザーでお部屋に芳香させる。→P148
●水虫を予防・改善したいとき
・やり方→P155，156
●帯状疱疹、ヘルペスを改善したいとき
・アロマジェル→P150
●すり傷、切り傷を改善したいとき→原液塗布

7　ペパーミント　〜精油界のミンティア〜

●主な薬理作用
・眠気を覚ます作用
・血圧を上げる作用（ごく少量だと逆に下げるので注意！）
・炎症を抑える作用
・痛みを抑える作用
・食欲を調整する作用
・吐き気を抑える作用
・脳を刺激して、集中力を高める作用
・体温を下げる作用（体感温度を2度下げる効果）
・抗菌・抗ウイルス作用
※ご家族が妊娠中、乳幼児には芳香浴以外の使用は禁止！
※皮膚粘膜刺激があるので、敏感肌の人は注意！
※高血圧、てんかんの人は使用禁止！

●おすすめのシーンは？
・眠気を覚ましたいとき
・覚醒して集中力をアップしたいとき
・二日酔いのとき
・乗り物酔い、時差ぼけ、禁煙したいとき
・偏頭痛のとき
・花粉症や風邪で鼻づまりのとき
・歯茎が腫れているとき
・暑いとき
・食欲を抑制したいとき

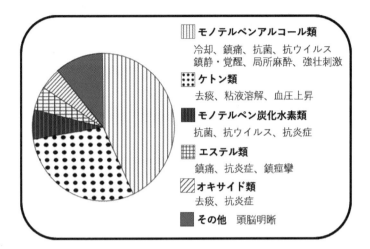

モノテルペンアルコール類

冷却、鎮痛、抗菌、抗ウイルス
鎮静・覚醒、局所麻酔、強壮刺激

ケトン類

去痰、粘液溶解、血圧上昇

モノテルペン炭化水素類

抗菌、抗ウイルス、抗炎症

エステル類

鎮痛、抗炎症、鎮痙攣

オキサイド類

去痰、抗炎症

その他　頭脳明晰

【使い方】

●眠気覚まし、乗り物酔い、時差ぼけ、禁煙したいとき

・アロマスプレー、ロールオンアロマ→P159

●二日酔いのとき

・アロマジェル→P144

●偏頭痛のとき

・ロールオンアロマ→P135

●鼻づまりのとき

・やり方→P149

●歯茎が腫れているとき→原液を綿棒につけて塗布。

●暑いとき

・ディフューザーでお部屋に芳香させる。

●食欲を抑制したいとき→原液を嗅ぐ。

8　ユーカリ・ラディアタ　〜精油界のアレグラ〜

●主な薬理作用

・粘液（鼻水・痰など）を溶解し、排出しやすくする作用（抗カタル）

・喉と鼻の炎症を抑える作用

・ウイルスに対する感染を予防する作用

・咳を鎮める作用

・免疫機能を強化する作用

・抜け毛を予防する作用

・抗菌・抗ウイルス作用

※引火点が低いので火気に注意。

※敏感肌の人は低濃度で使用してください。

※ユーカリ・グロブルスと比べて、香りも作用も比較的穏やかなので、子ども
　や高齢者にも安全。

●おすすめのシーンは？

・花粉症を予防・改善したいとき

・風邪やインフルエンザを早く治したいとき

・やる気をアップしたいとき

・心を整えたいとき

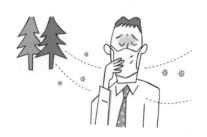

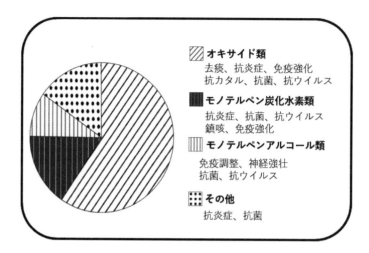

◆オーストラリアの先住民アボリジニは、ユーカリの葉っぱを「キノ」と呼んで、昔から傷の治療薬や解熱剤として使用していた。

【使い方】

●花粉症を予防・改善したいとき

・アロマスプレー、ロールオンアロマ→P149

・マスクの外側につける。→P149

●風邪やインフルエンザを早く治したいとき

・アロマジェル→P148

●やる気をアップしたいとき

・アロマスプレー、ロールオンアロマ→P171

●心を整えたいとき

・アロマスプレー、ロールオンアロマ→P172

9 ラベンダー・アングスティフォリア　～精油界の睡眠導入剤～

●主な薬理作用
・神経の興奮を鎮めて、気持ちを落ち着かせる作用
・不安をやわらげ、気分を明るくする作用
・ストレスへの抵抗性を高める作用
・痛みを抑える作用
・血圧を下げる作用
・傷を早く治す作用
・痙攣を抑える作用
・抗菌・抗ウイルス作用
※ご家族が妊娠初期は使用を避けてください。
※低血圧の人は、血圧が下がりすぎるので、注意！
※少量だと鎮静ではなく興奮するので注意！
※ラベンダーの名前の違いについては→P55
※ラベンダーの薬理作用は精油の中で最多の150種類以上。

●おすすめのシーンは？
・なかなか寝付けないとき
・リラックスしたいとき
・ストレスがあるとき
・仕事のことが頭から離れないとき
・認知症予防・改善したいとき（夜用→朝用とセットで）
・緊張型頭痛のとき
・軽いやけどをしたとき
・靴ずれ、マメ、虫刺され

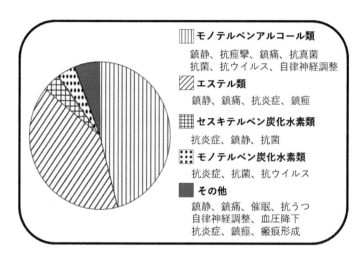

モノテルペンアルコール類
鎮静、抗痙攣、鎮痛、抗真菌
抗菌、抗ウイルス、自律神経調整

エステル類
鎮静、鎮痛、抗炎症、鎮痙

セスキテルペン炭化水素類
抗炎症、鎮静、抗菌

モノテルペン炭化水素類
抗炎症、抗菌、抗ウイルス

その他
鎮静、鎮痛、催眠、抗うつ
自律神経調整、血圧降下
抗炎症、鎮痙、瘢痕形成

◆ペストの予防や、第一次インドネシア戦争中は負傷した兵士に使われた。ナイチンゲールは野戦病院の患者の入眠に使っていた。

【使い方】
●なかなか寝付けないとき
・アロマスプレー、ロールオンアロマ→P142，143
●リラックスしたいとき、仕事のことが頭から離れないとき
・アロマスプレー、ロールオンアロマ→P172
●認知症の予防・改善したいとき
・やり方→P166
●緊張型頭痛のとき
・アロマジェル→P134
●軽いやけど、靴ずれ、虫刺され→原液塗布（ラベンダー・スピカ）

10　レモン　〜精油界のエナジードリンク〜

●主な薬理作用
・集中力や記憶力を高める作用
・気分を鼓舞させる作用
・胃のさまざまな不調を緩和して正常にする
・消化器官の働きを助ける作用
・肝臓の機能を刺激し促進する作用
・血流をよくする作用
・炎症を抑える作用
・抗菌・抗ウイルス作用

※光毒性（光に反応して、皮膚を刺激する）があるので、肌につけた場合、12時間は直射日光を浴びないようにしてください。光毒性の心配のないフロクマリンフリーの精油もあります。

●おすすめのシーンは？
・集中力をアップしたいとき
・記憶力をアップしたいとき
・リフレッシュしたいとき
・風邪＆インフルエンザを予防したいとき
・認知症の予防・改善したいとき（朝用→夜用とセットで）
・乗り物酔いのとき
・肝臓が不調のとき
・胸焼け、消化不良のとき
・二日酔いのとき
・止血したいとき

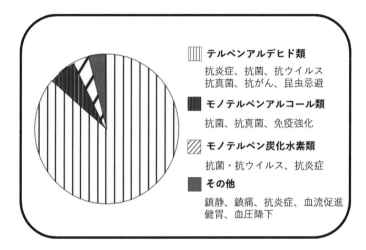

テルペンアルデヒド類
抗炎症、抗菌、抗ウイルス
抗真菌、抗がん、昆虫忌避

モノテルペンアルコール類
抗菌、抗真菌、免疫強化

モノテルペン炭化水素類
抗菌・抗ウイルス、抗炎症

その他
鎮静、鎮痛、抗炎症、血流促進
健胃、血圧降下

【使い方】

●集中力アップ、リフレッシュしたいとき

・アロマスプレー、ロールオンアロマ→P170

●風邪&インフルエンザを予防したいとき

・ディフューザーでお部屋に芳香させる→P148

●認知症の予防・改善したいとき・やり方→P166

●乗り物酔いのとき

・アロマスプレー、ロールオンアロマ→P159

●肝臓が不調のとき

・アロマジェル→P145

●二日酔いのとき

・アロマジェル→P144

●止血したいとき→原液塗布

11　レモングラス　〜精油界のやる気スイッチ〜

●主な薬理作用

・デオドラント作用

・真菌（水虫）の増殖を抑制、感染を予防する作用

・抗菌・抗ウイルス作用

・痛みを抑える作用

・血流をよくする作用

・抜け毛を予防する作用

・抗がん作用

・蚊など昆虫を忌避させる作用

※ご家族が妊娠初期は使用を避けてください。

※高濃度で使用すると気分が悪くなったり、皮膚刺激を感じることがあるので
　低濃度で使用してください（肌へは1％以下）。

※緑内障、前立腺肥大で治療中の人へ過度の使用は禁止！

※ユーカリ・レモンと合わせることで鎮痛作用が相乗効果アップ！

●おすすめのシーンは？

・やる気をアップしたいとき

・新しい環境へのストレスがあるとき

・リフレッシュしたいとき

・消臭したいとき（靴、たばこ、ペット、トイレ）

・水虫を予防・改善したいとき

・肩こり＆筋肉痛を改善したいとき

・虫よけしたいとき

・抜け毛が気になるとき

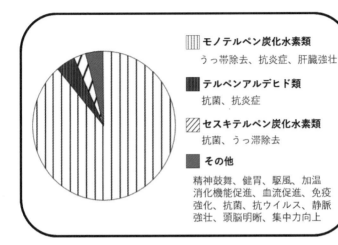

モノテルペン炭化水素類
　うっ帯除去、抗炎症、肝臓強壮

テルペンアルデヒド類
　抗菌、抗炎症

セスキテルペン炭化水素類
　抗菌、うっ滞除去

その他
　精神鼓舞、健胃、駆風、加温
　消化機能促進、血流促進、免疫
　強化、抗菌、抗ウイルス、静脈
　強壮、頭脳明晰、集中力向上

◆2006年イスラエルのベングリオン大学の研究でレモングラスに
　正常な細胞を殺さずがん細胞だけを殺す効果が発見された。

【使い方】
●消臭したいとき（たばこ、ペット、トイレ）
・アロマランプやディフューザーでお部屋に芳香させる。
●水虫を予防・改善したいとき、靴の消臭→P155，156
●肩こり&筋肉痛を改善したいとき
・アロマジェル→P130
●虫よけしたいとき
・アロマスプレー→P167
●やる気をアップしたいとき
・アロマスプレー、ロールオンアロマ→P171

12　ローズ（ローズ・オットー）　〜精油界の大谷翔平選手〜

●主な薬理作用

・神経の興奮を鎮めて、気持ちを落ち着かせる作用

・不安をやわらげ、気分を明るくする作用

・憂鬱をやわらげ、気分を高める作用

・幸せホルモンセロトニンを分泌する作用

・性欲を増進する作用

・女性ホルモンを調整する作用

・皮膚の弾力を回復する作用

・血圧を下げる作用

・抗菌・抗ウイルス作用

※ご家族が妊娠初期は使用を避けてください。

※ローズの化学成分は540種類で精油中最多。

※ローズ・オットーは精油にワックスを含むため、低温で固まる性質があります。
　冬場など11℃以下で固まることが多いため、手のひらで温めたりして、液体
　に戻して使いましょう。

※ローズ・アブソリュートのほうが催淫（性欲を高める）作用は強い。

おすすめのシーンは？

・運気をアップしたいとき

・女性の好感度をあげたいとき

・皮膚の弾力を回復させたいとき

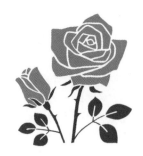

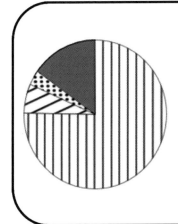

||||モノテルペンアルコール類
　筋肉弛緩、皮膚弾力回復
　血圧降下、抗菌、抗ウイルス
　抗不安、抗うつ、抗がん

///芳香族アルコール類
　鎮痛、収れん

:::フェノール類
　抗炎症、抗菌、抗ウイルス

■その他
　鎮静、抗うつ、多幸、催淫
　強壮刺激、ホルモン調整、通経
　収れん、抗菌、抗ウイルス
　抗炎症、緩下、皮膚軟化

◆芳香剤や柔軟剤でおなじみの香りですが、そのほとんどが人工の合成香料のローズの香りです。

◆女性はローズの香りが好きな方が多いので、女性の好きな香りをまとっている男性を嫌いな女性はいないと思います。

◆ローズ・アブソリュートは甘くて濃厚な香りです。
　男性には甘すぎないローズオットーの香りがおすすめだと思います。

【使い方】
●運気＆女性の好感度をアップしたいとき
・アロマスプレー、ロールオンアロマ
●皮膚の弾力を回復させたいとき
・アロマスプレー→P153

13　ローズマリー・シネオール　〜精油界の脳トレ〜

●主な薬理作用
・記憶力を高める作用
・脳の働きを刺激して、集中力を高める作用
・筋肉を緩める作用
・体内の余分な水分や老廃物を排出する作用（うっ滞除去）
・痛みを和らげる作用
・炎症を抑える作用
・抗菌・抗ウイルス作用
※ご家族が妊娠中は芳香を控える。
※てんかん体質の人は使用できません。
※ローズマリーとだけ記載された精油はほとんどがこのシネオール。
※ローズマリー・カンファー、ローズマリー・ベルベノンは、含有される成分
　が異なるため薬理作用も違います。詳しくは→P54

●おすすめのシーンは？
・記憶力をアップしたいとき
・集中力をアップしたいとき
・リフレッシュしたいとき
・認知所の予防・改善したいとき（朝用→夜用とセットで）
・肩こり＆筋肉痛を改善したいとき
・風邪＆インフルエンザを予防・改善したいとき
・皮膚の弾力を回復させたいとき
・テニス肘など古傷が痛むとき

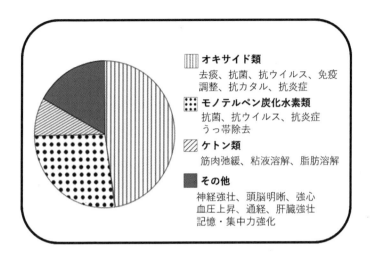

オキサイド類
去痰、抗菌、抗ウイルス、免疫
調整、抗カタル、抗炎症

モノテルペン炭化水素類
抗菌、抗ウイルス、抗炎症
うっ帯除去

ケトン類
筋肉弛緩、粘液溶解、脂肪溶解

その他
神経強壮、頭脳明晰、強心
血圧上昇、通経、肝臓強壮
記憶・集中力強化

◆英ノーザンブリア大学の実験で、ローズマリー精油を嗅ぐことで
　長期的な記憶力が60〜75％もアップしたという結果がでた。

【使い方】
●記憶力をアップしたいとき
・アロマランプやディフューザーでお部屋に芳香させる。
●認知症の予防・改善したいとき→P166
●肩こり・筋肉痛を改善したいとき
・アロマジェル→P130
●風邪＆インフルエンザを予防・改善したいとき
・アロマジェル→P148
●皮膚の弾力を回復させたいとき
・アロマスプレー→P153

14 精油の周波数

人体は電気の周波数を有し人の健康状態は周波数が違う

"The Body Electric"の著者Dr. Robert O. Becker氏は「人体は電気の周波数を有していて、人の健康の多くは周波数によって決定される」と、その著書で書いてらっしゃいます。

この地球上のすべての物は、独自の振動数＝周波数を持っている

量子力学的な考え方では、この地球上のすべての物（人間、音楽、言葉、動物、光、空間、食べ物、植物など）は、すべて独自の振動数＝周波数を持っているそうです。「波動」という言い方もします。つまりは"エネルギー"のことです。

周波数は計測することができる

この「周波数」は、計測することができます。1992年、米国のワシントン州にある州立イースタン・ワシントン大学の独立部門タイノテクノロジーのブルースタイノ氏は、世界初の周波数を測る計測器を制作しました。タイノ社の機械は100％正確であると認定されていて、現在も農業分野で使用されています。周波数を測る計測器は、現在では多数のメーカーから発売されています。

健康な人体の平均周波数は62から78Hz

通常、健康な人体の平均周波数は62から78Hz。そして、周波数が低下すると免疫力が低下することがわかっています。

医学博士Dr. Royal R. Rifeによると、あらゆる疾患は独自の周波数を有していて、人は病気になると周波数が58MHz以下になり、

そして死に至ると0MHzになります。

　健康な人間……………………………62〜78 MHz

　風邪……………………………………58 MHz

　インフル………………………………57 MHz

　真菌感染（ガンジタ）……………55 MHz

　癌………………………………………42 MHz

　死へ向かうとき……………………25 MHz

　死………………………………………0 MHz

精油が地球上の天然物のなかでは、最高の周波数を有している

　臨床研究では、オーガニックの精油が地球上で知られている天然物のなかでは、最高の周波数を有していると言われています。

ローズ	320 MHz
ヘリクリサム	188 MHz
ラヴィンツァラ	134 MHz
ラベンダー・アングスティフォリア	118 MHz
ミルラ	105 MHz
カモミール・ジャーマン	105 MHz
レモンバーム（メリッサ）	102 MHz
サンダルウッド	96 MHz
ペパーミント	78 MHz
バジル その他	52 MHz

周波数の高いローズの香りを纏うことで、運気がアップする

　周波数の高いローズの香りを纏うことで、ご自身の周波数もあがります。周波数は共鳴しあうので、高い周波数の事象を引き寄せることになり、運気もアップすると思います。

15 アロマをブレンドするときの注意点

精油1滴は0.05ml

アロマセラピーでは、基材の量に対して精油がどれくらい入っているかを希釈濃度と呼んでいます。精油1滴は平均0.05ml。

ですので、例えば、ジェル30mlに12滴の精油を加えたときの希釈濃度は2％になります。

おすすめアロマブレンドの希釈濃度は3％

日本で推奨されている1％の濃度では、せっかくの「薬理作用」も効果を感じにくいように思います。

第3章でご紹介しているおすすめブレンドは3％の滴数です。

敏感肌の方は、もう少し薄い濃度に変更してください。

精油を出すとき、瓶は振らない！

柑橘系など分子の小さい精油は出やすいので、出過ぎないよう気をつけてください。分子の大きい粘度の高い精油は出にくいので、傾けてジッと待つか、中栓を外して出しましょう。瓶は振らない！

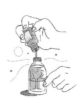

つくったものは使用前によく混ぜる！　勝手に売るのは禁止！

スプレー、ロールオンは使用前によく振って混ぜましょう。

つくったものは、ルームスプレーなど、肌に直接触れないものは、「雑貨」として販売もできます。

肌につけるものを販売する場合は、薬機法に沿った許可が必要になります。

第3章
お悩み別：男性におすすめ
アロマブレンド

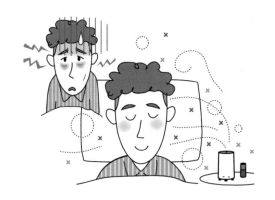

1 アロマブレンドのつくり方

基材のおすすめは水溶性

水溶性の基材のほうが、血管やリンパへの浸透率が高いので（詳しくはP94）基材のおすすめは植物油ではなく水溶性のものです。

おすすめは「アロエジェル」です。オーガニックのものがいいと思います。

アロエジェル、無水エタノール、精製水、グリセリンもドラッグストアやネットで購入できます。

〔アロマジェル〕　　　　　〔無水エタノール〕

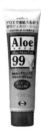 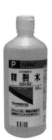 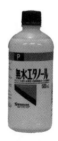 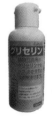

〔精製水〕　　　　　〔グリセリン〕

容器はアロマ対応の遮光タイプがおすすめ

100均などで売っている容器は、精油がプラスチックを溶かしてしまうので、必ずアロマ対応の遮光の容器を選んでください。

アロマショップやネットで購入できます。

ガラス瓶のほうがジェルも混ぜやすいです。

混ぜるときは"木製マドラー"などを使うのがおすすめです。

100均などで売っています。

〔アロマスプレー容器〕

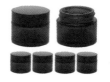

〔クリーム容器〕　　　　　　　　〔ロールオン容器〕

●アロマジェルのつくり方

【材料】

〔木製マドラー〕

・精油10〜20滴

・アロエジェル30ml

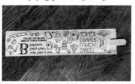

・クリーム容器（容量30ml）

【つくり方】

　ジェルに精油を混ぜて、マドラーで白っぽくなるまで混ぜてください。

●アロマスプレーのつくり方

【材料】

・精油10〜20滴

・無水エタノール 5ml（マウススプレーのときはグリセリン）

・精製水 25ml

・スプレー容器（容量30ml）

【つくり方】

①ビーカー（なければ計量カップなど）で計量した無水エタノール
　に、まず先に精油を加えてよく振り混ぜます。

※精油は水に溶けにくいので、必ず先にエタノールに溶かしてください。

②そこに精製水を加えてさらによく混ぜて完成です。

●ロールオンアロマのつくり方

【材料】

・精油〜7滴

・無水エタノール 2ml

・精製水 8ml

・ロールオン容器（容量10ml）

【つくり方】

①ビーカー（なければ計量スプーンなど）で計量した無水エタノールに、まず先に精油を加えてよく振り混ぜます。

※精油は水に溶けにくいので、必ず先にエタノールに溶かしてください。

②そこに精製水を加えてさらによく混ぜて完成です。

2 肩こり＆筋肉痛

《おすすめブレンドA》

① ウインターグリーン 〜4滴

② ジュニパー 〜4滴

③ ユーカリ・レモン 〜4滴

④ レモングラス 〜4滴

⑤ ローズマリー・シネオール 〜4滴（カンファーの場合 〜3滴）

・アロエジェル 30ml

※すべて揃えなくても大丈夫！ ①＋②＋⑤でつくってみてください。

【つくり方】

　ジェルに精油を混ぜて、少し白くなるまでよく混ぜてください。

【使い方】

　1日3，4回、凝っている箇所や、痛む箇所に塗布してください。

※オイルトリートメントを受けるなら、塗布した後にしましょう。
※ウインターグリーンは、多量に使用するとアスピリンアレルギーや、腎障害を起こす可能性があるので、連続使用は短期間（1週間位）だけにしましょう。
※ドーピング反応がでる可能性があるので、アスリートの公式競技前には注意してください。
※誤飲は命に関わる可能性があるので、小児の手の届かないところに保存！
※敏感肌の方は薄い濃度に変更してください。

《おすすめブレンドB》
① ヘリクリサム　〜4滴
② サイプレス　〜4滴
③ ジンジャー　〜4滴
④ マジョラム　〜4滴
⑤ ラベンダー・スピカ　〜4滴
・アロエジェル　30ml
※すべて揃えなくても大丈夫！　①+②+⑤でつくってみてください。

【つくり方】
　ジェルに精油を混ぜて、少し白くなるまでよく混ぜてください。
【使い方】
　1日3, 4回、凝っている箇所や、痛む箇所に塗布してください。
※オイルトリートメントを受けるなら、塗布した後にしましょう。
※敏感肌の方は薄い濃度に変更してください。

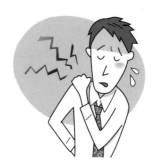

3　テニス肘など古傷ケア

《おすすめブレンド》
①　ウインターグリーン　～4滴
②　シダーウッド・アトラス　～4滴
③　ジュニパー　～4滴
④　マジョラム　～4滴
⑤　ローズマリー・シネオール　～4滴（カンファーの場合　～3滴）
・アロエジェル　30ml
※すべて揃えなくても大丈夫！　②＋③＋④でつくってみてください。

【つくり方】
　　ジェルに精油を混ぜて、少し白くなるまでよく混ぜてください。
【使い方】
　　1日3，4回、痛む箇所に塗布した後、オイルやクリームをつけて
筋肉や腱繊維の方向に沿ってマッサージしてください。
※ウインターグリーンは、多量に使用するとアスピリンアレルギーや、腎障害
　を起こす可能性があるので、連続使用は短期間（1週間位）だけにしましょう。
※ドーピング反応がでる可能性があるので、アスリートの公式競技前には注意
　してください。
※誤飲は命に関わる可能性があるので、小児の手の届かないところに保存！
※敏感肌の方は薄い濃度に変更してください。

季節の変わり目や天候で痛む古傷はアロマでケア
　　負傷した組織の周りの組織が肥厚し硬くなっているので、筋肉弛
緩作用のある精油でマッサージがおすすめです。

4　頭痛

頭痛には2タイプある。【緊張型頭痛】は血行の悪さが原因

　1つは【緊張型頭痛】で、30分〜7日間続くといわれています。緊張型頭痛は後頭部から首筋にかけて、重たいような圧迫感を伴う頭痛になります。

　このタイプは血行が悪くなることによって起こります。暖かい部屋から急に寒い外に出たときなど、寒さで血管が縮まります。血行が悪くなると、乳酸やピルビン酸などの老廃物がたまり、筋肉を刺激し緊張を起こしやすくなり、後頭部が痛くなります。酷い肩こりからの頭痛もこのタイプです。

【片頭痛（偏頭痛）】は血行がよくなりすぎることが原因

　もう1つは【片頭痛（偏頭痛）】で、4時間〜ひどいときは72時間続くといわれています。片頭痛（偏頭痛）は、片側か両方のこめかみから目のあたりにかけて脈を打つのに合わせて「ズキンズキン」とか「ガンガン」と痛むのが特徴です。動いたり頭を振ったりすると痛みが増します。

　このタイプは血行がよくなり過ぎることによって起こります。寒い外から暖かい部屋へ移動したり、熱いお風呂に入ったとき、寒さで縮んでいた脳の血管が急に拡張します。すると、血管のそばの神経が圧迫され「痛み」が起こります。

気温差に関係のない片頭痛の原因は過度のストレス

　気温差に関係なく片頭痛が起こる原因の1つに過度のストレスがあります。ストレスにより緊張状態が続くと交感神経が優勢になり

すぎます。

　すると脳の血管が収縮します。その反動で緊張から解放され、リラックスしたときに脳の血管が急激に拡張し、血管のそばの神経を圧迫し頭痛が起こるのです。

　頭痛が長引くとさらに刺激が刺激を呼ぶ悪循環に陥り、長時間片頭痛に悩まされることもあります。

　同じ「頭痛」でも対処法が真逆になるので気をつけてくださいね。

《緊張型頭痛用おすすめブレンド》

① 　サイプレス　〜4滴

② 　シダーウッド・アトラス　〜4滴

③ 　マジョラム　〜4滴

④ 　ラヴィンツァラ　〜4滴

⑤ 　ラベンダー・アングスティフォリア　〜4滴

・アロエジェル 30ml

※すべて揃えなくても大丈夫！　①＋②＋⑤でつくってみてください。

【つくり方】

　ジェルに精油を混ぜて、少し白くなるまでよく混ぜてください。

【使い方】

　後頭部から首筋にかけて塗布してください。

※午前中に塗布しておくと、予防的効果も期待できると思います。

緊張型頭痛の場合は副交感神経が優勢にしてあげる

　緊張型頭痛の場合は交感神経が優勢になりすぎているので、副交感神経を優勢にしてあげることで痛みが軽減されると思います。

　肩や首を蒸しタオルで温めたり、マッサージや入浴で血行をよく

することでも軽減されると思います。お試しくださいね。

《偏頭痛用おすすめブレンド》

①　ペパーミント　〜3滴

②　ローズマリー・シネオール　〜3滴（どちらかだけの場合6滴）

・無水エタノール 2ml

・精製水 8ml

・ロールオン容器（10ml）

【つくり方】

　まずエタノールに精油を溶かしてから、精製水を加えてよく混ぜます。

【使い方】

　こめかみと胃の周辺に塗布。

※夕方の時間帯に胃の周辺に塗布することで片頭痛への予防的効果もあり。

片頭痛の場合は交感神経を優勢にしてあげる

　片頭痛の場合は副交感神経が優勢になりすぎているので、少し交感神経を優勢にしてあげることで痛みが軽減されると思います。

　保冷剤でこめかみを冷やしたり、コーヒーを飲んだりすることでも軽減されると思います。お試しくださいね。

あまりに続く場合やいつもと違う頭痛のときは必ず病院を受診

　頭痛は他にもたくさんのタイプがあります。

　命に関わるような深刻な頭痛もあります。あまりにも続く場合や、いつもと違うタイプの頭痛が起きたときは、必ず病院へ行って調べてもらってください。

5　男性の更年期障害

《おすすめブレンド》
① 　ニアウリ・ネロリドール　〜4滴
② 　イランイラン　〜3滴
・無水エタノール 2ml
・精製水 8ml
・ロールオン容器（10ml）又は
・精油×3倍の量でアロマスプレー（30ml）

【つくり方】
　まずエタノールに精油を溶かしてから、精製水を加えてよく混ぜます。
【使い方】
　1日数回、手首やうなじに塗布、またはスプレーする。

男性の更年期障害は男性ホルモン＝テストステロンの低下が原因
　男性ホルモン＝テストステロンの低下が原因の男性の「更年期障害」はLOH（Late-Onset Hypogonadismの略）症候群とよばれ、近年認知度もあがってきているようです。

男性の「更年期障害」は「うつ病」と間違えやすい
　男性の更年期障害は、女性の閉経のような身体的な変化が特になく、症状や体の不調の度合いも個人差が大きいようです。
　そのため、本人も周囲も気がつきにくいという特徴があります。
　うつ病と間違えて「心療内科」に行く方も少なくありません。

【更年期障害セルフチェック】

① 疲労（だるさ、疲れがとれにくい）

② 手足のしびれ

③ 関節痛、腰痛、肩こりなどの筋肉痛

④ 神経質になる

⑤ 不眠（なかなか寝つけない）

⑥ うつ症状（不安、イライラ、無気力）

⑦ ほてり、のぼせ

⑧ 動悸

⑨ 頻尿（おしっこが近い、夜おしっこで目が覚める）

⑩ 性機能減退

⑪ 性欲の低下

⑫ ED（勃起不全）

⑬ 筋力の衰え

⑭ 太りやすい、痩せにくい

⑮ 集中力の低下

テストステロンが低下した人の死亡リスクは88%アップ

　テストステロンには血液の流れを良くする働きがあります。ですので、減少すると心筋梗塞・狭心症・脳卒中のリスクも高まるそうです。

　テストステロンの量が低下した人は、基準値の人より死亡リスクが88%もアップするという衝撃の事実もあります。

認知症のリスクがアップ

　また、テストステロンには、記憶を司る脳の海馬を活性化する働きがあるので、減少すると認知症のリスクも高まるそうです。

137

「副腎疲労」の可能性もある

チェックしてみて⑩⑪⑫に当てはまる人は、ぜひこのアロマブレンドを試してみてください。また、5つ以上該当する人は、次でご紹介する「副腎疲労」かもしれません。

テストステロンを増やすといわれている成分「ネロリドール」

テストステロンを増やすといわれている成分が、「ネロリドール」になります。

植物には、男性ホルモン類似物質は存在しないと言われていますが、この「ネロリドール」は脳下垂体を刺激して、精巣へ何らかの働きをすると考えられています。

シネオールを多く含んだニアウリもあるので注意

「ネロリドール」を一番含有している精油が「ニアウリ・ネロリドール」になります。ほとんど市場に出回っていないので、購入できるサイトは後でご紹介しています。（P204）

「ネロリドール」は、ジャスミンやネロリにも含有されていますが、どちらも微量です。

ニアウリはシネオールを多く含んでいるものと、ネロリドールを多く含んでいるものがあるので気をつけてください。

【ニアウリ・ネロリドール】

学名Melaleuca　quinquenervia

オーストラリアやマダガスカル、ニューカレドニアに自生しています。

【主な薬理作用】

エストロゲン様、抗炎症、抗菌、抗ウイルスなど

6　疲れがとれないとき

《おすすめブレンド》
① 　アカマツ・ヨーロッパ　〜4滴
② 　オレンジ・スイート　〜4滴
③ 　サンダルウッド　〜4滴
④ 　プチグレン　〜4滴
⑤ 　ブラックスプルース　〜4滴
・アロエジェル 30ml
※すべて揃えなくても大丈夫！　①＋④＋⑤でつくってみてください。

【つくり方】
　ジェルに精油を混ぜて、少し白くなるまでよく混ぜてください。
【使い方】
　朝と寝る前、1日2回、肋骨の下周辺とその裏側の背中に塗布します。

まだ診断できる医師も少ない「副腎疲労（症候群）」

　なかなか疲れがとれないという症状がある場合、「副腎疲労（症候群）」かもしれません。まだ、認知度が低いため、診断できる医師も少ないようです。

「うつ病」と間違われやすい

　不調を感じて病院を受診しても、別の診断をされたり、「うつ病」と勘違いして「心療内科」を受診して、抗うつ剤や抗不安薬などを処方されて、薬が効かないということが起こっているようです。

【副腎疲労セルフチェック】

① 疲労（だるさ、疲れがとれにくい、朝起きれない）

② 食欲不振、吐き気、嘔吐、下痢、腹痛

③ 台風など低気圧のとき、体調が悪くなる

④ 不眠（なかな寝つけない）

⑤ 風邪をひきやすい

⑥ 更年期症状の悪化

⑦ 性的関心の減退

⑧ 花粉症やアレルギー症状の悪化

⑨ 湿疹や蕁麻疹などの皮膚トラブル、脱毛

⑩ イライラなど気分の波が激しい（興奮、上の空、我慢できない）

⑪ うつ症状（不安、無気力）

⑫ 太りやすい、やせにくい（特におなか周り）

⑬ うつ病や適応障害と診断された

⑭ 光に対する過敏症

⑮ 塩分、砂糖、カフェイン、スパイス中毒

⑯ 頻脈、動悸、過呼吸（パニック発作）

副腎はストレス抵抗のホルモンを産生する重要な臓器

　副腎は腎臓の上部にある、そら豆程度のとても小さな臓器ですが、50種類以上のホルモンを産生・分泌して、その中にはストレスに抵抗するためのホルモンもあるため、非常に重要な臓器になります。

副腎皮質ホルモンと似た働きのあるアロマでケアがおすすめ

　グルテンフリー、カゼインフリー（乳製品の制限）などの食事療法、運動療法に＋してコーチゾン様作用（副腎皮質ホルモンに似た働き）と副腎刺激作用のあるアロマでケアしてください。

7　不眠

不眠にはラベンダーが有名だが、苦手な人や「偽和」では効果なし

　不眠には「ラベンダー」というイメージがあるかもしれません。

　確かにデータでいうと、安眠に関してラベンダーは臨床実験の
データが一番多いのですが、ラベンダーの香りが苦手な人や、「偽和」
（P56）のラベンダーの香りでは寝付けません。

好きな香りのアロマブレンドを試してみる

　おすすめしているブレンドのなかから、アロマショップで精油の
香りを試してみてください。

　まずは、「好き！」と思う精油を1種類か、おすすめの2種類をブ
レンドをしてみてください。

試してみて効果がなければ、違うブレンドを試してみる

　3ミリなど小さいサイズの精油を購入して、自分に合う組み合わ
せを見つけてみてください。

　あまり効果が感じられなかった場合、違うブレンドも試してみて
くださいね。

睡眠の1、2時間くらい前から香りを嗅ぐ

　おすすめアロマブレンド入りのお風呂に入ったり（P91）、1時
間くらい前からアロマランプやディフューザーで寝室に芳香してお
きましょう（P89，90）。

　アロマスプレーまたはロールオンアロマを枕元に置いておき、寝
る直前にも嗅ぐようにしましょう。

《ブレンドA》
①ラベンダー・アングスティフォリア
②ネロリ

《ブレンドB》
①ゼラニウム・エジプト
②ユズ

《ブレンドC》
①カモミール・ローマン
②フランキンセンス

《ブレンドD》
①プチグレン
②マジョラム

《ブレンドE》
①ベルガモット
②ベンゾイン

《ブレンドF》
①プチグレン
②オレンジ・スイート

《ブレンドG》
①サンダルウッド
②ネロリ

《ブレンドH》
①フランキンセンス
②マンダリン

《ブレンドI》
①サイプレス
②レモンバーム（メリッサ）

《ブレンドJ》
①サイプレス
②シダーウッド・アトラス

《ブレンドK》
①サンダルウッド
②マンダリン

《ブレンドL》
①クラリセージ
②オレンジ・スイート

《ブレンドM》
①レモンバーム（メリッサ）
②ユズ

《ブレンドN》
①クラリセージ
②オレンジ・スイート

8 二日酔い

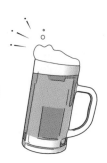

《おすすめブレンド》

① レモン（またはグレープフルーツ） ～4滴

② ローズマリー・シネオール ～4滴

③ ペパーミント ～4滴

④ サイプレス ～4滴

⑤ ジュニパー ～4滴

・アロエジェル 30ml

※すべて揃えなくても大丈夫！ ①＋④＋⑤でつくってみてください。

【つくり方】

ジェルに精油を混ぜて、少し白くなるまでよく混ぜてください。

【使い方】

肝臓（肋骨の下）、脚、足裏に塗布した後、肝臓らへん、ふくらはぎ、足裏を約5分づつマッサージし、アセトアルデヒドを体外に排出するのをサポートします。マッサージ後は白湯を飲みましょう。

肝細胞の機能回復は、アルコールがない状態で48時間

飲んだアルコールが肝臓で分解される過程で生成されるアセトアルデヒドが二日酔いの主な原因といわれています。

二日酔いになると、アルコールを完全に代謝するまで24時間かかり、1度アルコール分解酵素をつくった肝細胞の機能回復は、アルコールがない状態で48時間かかるそうです。

朝、お風呂の床に柑橘系の精油を2，3滴垂らして、熱いシャワーを浴びるのもおすすめです。

9　肝臓の不調

《おすすめブレンド》

① 　ローズマリー・ベルベノン　〜3滴

② 　キャロット・シード　〜3滴

③ 　グレープフルーツ〜3滴

④ 　ペパーミント　〜3滴

⑤ 　レモン　〜3滴

・アロエジェル 30ml

※すべて揃えなくても大丈夫！　①＋②＋⑤でつくってみてください。

【つくり方】

　ジェルに精油を混ぜて、少し白くなるまでよく混ぜてください。

【使い方】

　1日3，4回、背中と肋骨らへん〜胃のあたりまで（右側だけでなく左側も。肝臓は体の左側にも及ぶ大きな臓器になります）塗布してください。

肝臓は「沈黙の臓器」、自覚症状が出たときには手遅れになる

　ストレスが続いたり、そのせいでお酒の量が増えたり、脂っこい食事が続いたり、食生活が悪化しているのを感じるときや、健康診断に引っかかったときは、肝細胞を活性化させ、肝細胞の再生を促す精油でケアしてください。

　肝臓には痛みを感じる神経が通っていないので、「沈黙の臓器」と言われ、自覚症状が出た時には手遅れになることもあるので、日頃から負担をかけないように気をつけましょう。

10 前立腺肥大（初期）

《おすすめブレンド》
① サイプレス 〜4滴
② シダーウッド・アトラス 〜4滴
③ ジュニパー 〜4滴
④ グレープフルーツ 〜4滴
⑤ レモン 〜4滴
・アロエジェル 30ml
※すべて揃えなくても大丈夫！ ①＋④＋⑤でつくってみてください。

【つくり方】
　ジェルに精油を混ぜて、少し白くなるまでよく混ぜてください。
【使い方】
　1日2，3回＋寝る前に下腹部、下肢の付け根に塗布します。

第1期の症状の緩和向け
　前立腺の肥大が始まるのは30〜40代から。50〜60代で急速に進行するといわれ、70歳以上では8割が肥大。進行の程度によって3期に分かれます。
・第1期　頻尿、尿が飛び散る、途中で途切れる、時間がかかるなど
・第2期　尿がでにくくなる。残尿感がある。頻尿の程度がひどくなる。
　第2期以降は手術の適用となるので、第1期の症状の緩和向けです。
　上記の症状は前立腺がんの可能性もあるので、必ず病院も受診しましょう。

11　痔

《おすすめブレンド》

①　サイプレス　〜4滴

②　シダーウッド・アトラス　〜4滴

③　パチュリ　〜4滴

④　ローズマリー・シネオール　〜4滴

⑤　レモン〜　4滴

・アロエジェル 30ml

※すべて揃えなくても大丈夫！　①＋④＋⑤でつくってみてください。

【つくり方】

　　ジェルに精油を混ぜて、少し白くなるまでよく混ぜてください。

【使い方】

　　1日2，3回患部に塗布します。

【切れ痔におすすめブレンド】

①　ヘリクリサム　〜4滴

②　ラベンダー・スピカ　〜4滴

③　サイプレス　〜4滴

④　ゼラニウム・エジプト　〜4滴

⑤　パチュリ　〜4滴

・アロエジェル　30ml

※すべて揃えなくても大丈夫！　①＋②＋⑤でつくってみてください。

※あくまで初期段階の症状の緩和向けです。改善しない場合は、早めに病院を
　受診してください。

12　風邪

《おすすめブレンド》
①　ティーツリー　〜4滴
②　パルマローザ　〜4滴
③　ユーカリ・ラディアタ　〜4滴
④　ラヴィンツァラ　〜4滴
⑤　ローズマリー・シネオール　〜4滴
・アロエジェル 30ml
※すべて揃えなくても大丈夫！　①+②+③でつくってみてください。

【つくり方】
　ジェルに精油を混ぜて、少し白くなるまでよく混ぜてください。
【使い方】
　1日4，5回、喉や胸に塗布します。

《予防用おすすめブレンド》
①　ティーツリー
②　ローズマリー・シネオール
③　レモン
【使い方】
　ディフューザーでお部屋に芳香させる。または2，3滴いれたうがい。

咳と痰用おすすめアロマブレンド
・サイプレスとフランキンセンスで蒸気吸入→P93

148

13　花粉症

《おすすめブレンド》

①　カモミール・ジャーマン　〜4滴

②　タナセタム　〜4滴

③　ティーツリー　〜4滴

④　ユーカリ・ラディアタ　〜4滴

⑤　ペパーミント　〜4滴

・アロエジェル 30ml

＋ロールオン容器（10ml）→精油各2滴

※すべて揃えなくても大丈夫！　①＋②＋④でつくってみてください。

【つくり方】

　ジェルに精油を混ぜて、少し白くなるまでよく混ぜてください。

【使い方】

　発症1か月くらい前から1日2回、胸や手首に塗布します。

　発症後は、ロールオンタイプも併用。出先で、鼻の下、手首などに、1日5、6回塗布する。使用前によく振り混ぜる。

※カモミール・ジャーマンは青色、タナセタムは緑色の精油なので、服を汚さないよう気を付けて塗布してください。

《鼻づまり用おすすめアロマブレンド》

・ユーカリ・ラディアタ＋ペパーミント　原液

【使い方】

　マスクの外側につける。またはティッシュにつけて鼻の穴に詰める。どちらも皮膚に精油がつかないように気を付けて！

14　帯状疱疹&ヘルペス

《おすすめブレンド》
① ティーツリー　～4滴
② ラヴィンツァラ　～4滴
③ ラベンダー・スピカ　～4滴
④ ベルガモット　～4滴
⑤ レモングラス　～4滴
⑥ ユーカリ・レモン～　4滴
・アロエジェル 30ml
※すべて揃えなくても大丈夫!　①+②+③でつくってみてください。

【つくり方】
　ジェルに精油を混ぜて、少し白くなるまでよく混ぜてください。
【使い方】
　1日5，6回患部に塗布します。

【帯状疱疹】は、子どものときかかった「水疱瘡」のウイルスが原因
　【帯状疱疹】とは、体の片側に起きる強い痛みと、痛みがある部
分にできる帯状の赤み、ブツブツ、水ぶくれが特徴の病気で、子ど
もの頃にかかった「水疱瘡」のウイルスが原因です。それが神経節
に潜伏し、免疫力が低下したときなどに発症します。

虫刺されや四十肩、ぎっくり腰、心筋梗塞や腸閉塞と誤解しやすい
　痒みや痛みが発疹よりも先に現れるため、虫刺されや四十肩、ぎっ
くり腰、心筋梗塞や腸閉塞などと誤解し、治療が遅れることも。

治療は早ければ早いほど治りがよくなる

　72時間以内に専用の抗ウイルス剤を飲んで治療することが、帯状疱疹を悪化させないために大切です。アロマだけで完治させるのは難しいと思うので必ず病院（皮膚科）にいってくださいね。

症状が目や耳の近くに出た場合は注意！

　症状が目や耳の近くに出た場合は、眼や耳の神経に障害が現れる可能性があります。耳鼻科や眼科の受診をおすすめします。

ヘルペスは2タイプある。【単純ヘルペス1型】は口のまわりにでる

　単純ヘルペスは「熱のはな」と呼ばれる皮膚病で、【単純ヘルペスウイルスⅠ型】の場合は主に顔面、特に口のまわりにでます。

【単純ヘルペスⅡ型】はお尻や生殖器にでる

　【単純ヘルペスⅡ型】の場合は、お尻や生殖器に症状がでます。最初は皮膚が赤くなり、痒くなって数時間後に小水疱ができます。

【帯状疱疹】は一生に1回しかならないは「都市伝説」

　【帯状疱疹】は一生に1回しかならない。昔はそう言われていたそうですが、実際は再発します。

　私も2回、再発しました。但し、アロマで早めにケアをすることで、かなり軽症で済みました。

【単純ヘルペス】にはティーツリーの原液塗布もおすすめ

　単純ヘルペスも早めにこのジェルを塗ってください。水疱ができそうな箇所、でてしまった箇所には、瘡蓋になるまでティーツリーの原液塗布がおすすめです。

15 皮膚のトラブル

アトピー性皮膚炎にもアロマはおすすめ。必ず医師の指導の元に使う

　皮膚のトラブルにもアロマはおすすめです。それぞれ、おすすめのブレンドをご紹介したいと思います。

　アトピー性皮膚炎にもアロマはおすすめですが、長期間ステロイドを使用していた人がいきなり薬をやめて、アロマ単独で治療をするのは危険を伴います。

　必ず医師の指導の元で、薬と併用しながら時間をかけて、徐々に移行していくことをおすすめします。

　アロマセラピーを取り入れて、アトピーの治療を行っている病院は全国にあります。

　ぜひ、医師の指導の元、アロマを取り入れてみてくださいね。

《ニキビにおすすめブレンド》

① 　グレープフルーツ　〜4滴

② 　パルマローザ　〜4滴

③ 　ラヴィンツァラ　〜4滴

④ 　ラベンダー・アングスティフォリア　〜4滴

⑤ 　ローズマリー・ベルベノン　〜4滴

・無水エタノール5ml

・精製水 25ml

・アロマスプレー容器（30ml）

※すべて揃えなくても大丈夫！①＋②＋⑤でつくってみてください。

※どうしても苦手な香りは使わなくてOK！

※このブレンドで洗面器を使った吸入もおすすめ。やり方→P93

【つくり方】

　まずエタノールに精油を溶かしてから、精製水を加えてよく混ぜる。

【使い方】

　洗顔後や入浴後、手にスプレーしてから顔に塗布する。

※ラベンダー・スピカの原液塗布もおすすめ。

《アンチエイジングにおすすめブレンド》

①　ネロリ　〜4滴

②　フランキンセンス　〜4滴

③　ラベンダー・アングスティフォリア　〜4滴

④　ローズオットー　〜4滴

⑤　ローズマリー・シネオール　〜4滴

・グリセリン5ml

・精製水 25ml

・アロマスプレー容器（30ml）

※すべて揃えなくても大丈夫！　②＋③＋⑤でつくってみてください。

【つくり方】

　まずグリセリンに精油を溶かしてから、精製水を加えてよく混ぜる。

【使い方】

　洗顔後や入浴後、手にスプレーしてから顔に塗布する。

アロマ化粧水の後には、オイルやクリームを塗る

　化粧水をお顔に塗布した後、オイルやクリームを塗ってください。アルガンオイルなどがおすすめです。

《すり傷・切り傷用おすすめアロマ》
①　レモンまたは、サイプレス　原液塗布（止血用）
②　ラベンダー・スピカ　原液塗布

【使い方】
　　出血しているときは、レモンかサイプレスの原液を患部に垂らす。
（1滴で止まらないときは2, 3滴）その後、ラベンダーを塗布する。

《軽いやけど用おすすめアロマ》
・ラベンダー・スピカ　原液塗布

【使い方】
　　やけどの直後は、まず冷水で10分ほど冷やし、その後、原液を
患部に塗布します。炎症が収まるまで、数回塗布します。
※あくまで、指先などの小さな範囲のやけどに限ります。広範囲に及ぶやけど
　の場合は、病院の受診をおすすめします。

《蕁麻疹・湿疹用おすすめブレンド》
①　カモミール・ジャーマン　〜7滴
②　タナセタム　〜7滴
③　ローズウッド　〜7滴
・アロエジェル 30ml

【つくり方】
　　ジェルに精油を混ぜて、少し白くなるまでよく混ぜてください。
【使い方】
　　1日5, 6回患部に塗布します。ひかなければ病院へ行きましょう。

16　水虫・靴の消臭

《おすすめブレンド》
①　ティーツリー　〜10滴
②　レモングラス　〜10滴
・アロエジェル 30ml

【つくり方】
　ジェルに精油を混ぜて、少し白くなるまでよく混ぜてください。
【使い方】
　1日3、4回患部に塗布します。
※症状がなくなったからといってすぐに塗布をやめると、角質内に寄生してい
　る菌がまた生きているので再発の可能性があります。改善しても、塗布は3〜
　4か月続けましょう。

水虫はサウナや温泉、スポーツクラブで感染しやすい
　水虫は白癬菌（はくせんきん）が原因です。白癬菌は湿っている場所で繁殖しやす
いので、多くの人が利用するサウナや温泉、スポーツクラブのお風
呂などの、マット類からの感染も多いようです。

足の菌は洗えば落とせる。落とせないのが靴の中の白癬菌
　ただし、足に白癬菌がついたとしても、その日のうちに足を洗え
ばほとんどの白癬菌は落とすことができるそうです。
　なかなか落とせないのが靴の中についた白癬菌です。白癬菌が足
についたあと、素足のままや靴下が薄い場合、足についた白癬菌が
靴に残ってしまうことがあるそうです。

靴に残った白癬菌は200日以上生き続ける

　靴に残った白癬菌は、なんと200日以上生き続けるそうです。ですので、その靴を次に履いたときに足に白癬菌がうつることがあるそうです。靴を洗えば白癬菌や雑菌などは落とすことはできます。

　しかし革靴のように洗えない場合は「アロマの除菌ティッシュ」で白癬菌を除菌できます。

《靴の白癬菌対策＆消臭用おすすめアロマ》

・レモングラスの精油（またはティーツリー、好みで選ぶ）

・ティッシュペーパー

・アルミホイル

【やり方】

①　レモングラスの精油を1〜2滴ティッシュペーパーに落とす。

②　その「アロマ除菌ティッシュ」を靴の中の足先のほうに入れる。

③　靴の履き口にアルミホイルをかけて密閉しそのまま一晩置く。

※レモングラスは皮膚刺激があるため、靴を履く前に、「アロマの除菌ティッシュ」は必ず取り除いてください。

※精油の成分は揮発（液体が常温で気体となること）する特徴があるため、靴の奥まで広がりやすく靴のニオイケアにもぴったりです。

《爪白癬用おすすめアロマ》

ティーツリー　原液塗布

【やり方】

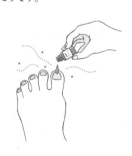

　入浴後、毎晩ティーツリーの精油を原液で爪に垂らす。

17　体臭対策

《おすすめブレンド》

① サイプレス　〜4滴

② シダーウッド・アトラス　〜4滴

③ パルマローザ　〜4滴

④ レモングラス　〜4滴

⑤ 好きな柑橘系（オレンジ・スイート、グレープフルーツ、ベルガモット、マンダリン、レモンから好みで選ぶ）　〜4滴

・無水エタノール5ml

・精製水 25ml

・アロマスプレー容器（30ml）

※すべて揃えなくても大丈夫！　①+②+⑤でつくってみてください。

※どうしても苦手な香りは使わなくてOK！

【つくり方】

　まずエタノールに精油を溶かしてから、精製水を加えてよく混ぜます。

【使い方】

　1日数回、首筋や後頭部、脇など、気になるところにスプレーする。

「ミドル脂臭」は後頭部が一番の発生源

　P40〜で詳しく書きましたが、「ミドル脂臭」は後頭部・頭頂部・うなじを中心に発生しています。ニオイの原因は菌の繁殖なので、「抗菌作用」のある精油でつくったアロマスプレーなら、後頭部に直接スプレーして「菌」の繁殖を抑えることができます。

18　口臭対策

《おすすめブレンド》
①　グレープフルーツ〜10滴
②　ペパーミント　〜10滴
・グリセリン5ml
・精製水 25ml
・アロマスプレー容器（30ml）

【つくり方】
　まずグリセリンに精油を溶かしてから、精製水を加えてよく混ぜます。

【使い方】
　口臭が気になるとき、ニオイのきつい食事の後、人と会う前などに、口の中にスプレーする。

※口臭は、歯周病や胃腸の病気が原因のこともあるので、他人に不快感を与えるほどのときは、病院にいって検査してください。

※グリセリンはドラッグストアで購入できる「保湿剤」です。少し甘みがあるので、無水エタノールの代わりに入れると、口にスプレーしたときの刺激が緩和されます。

※刺激が好きな方はグリセリンの代わりに無水エタノールでおつくりください。

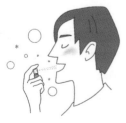

※使う前に、都度よく振ってからお使いください。

※水を入れたコップに上記の精油を2，3滴加えてよく混ぜ、うがいをするのもおすすめです。

19　眠気覚まし、乗り物酔い、禁煙

《おすすめブレンド》
① 　ペパーミント　4滴（ペパーミントだけの場合7滴）
② 　レモン　〜3滴
・無水エタノール 2ml
・精製水 8ml
・ロールオン容器（10ml）又は
・精油×3倍の量でアロマスプレー（30ml）

【つくり方】
　まずエタノールに精油を溶かしてから、精製水を加えてよく混ぜます。
【使い方】
　眠気を覚ましたいとき、乗り物酔いをしそうなとき（気分が悪くなる前から嗅ぐことで予防になります）、たばこを吸いたくなってイライラしたときなど、手首に塗布、またはスプレーしてしばらく香りを嗅ぐ（皮膚の強い人は鼻の下に塗るのもおすすめ）。

ニコチンパッチやガムなどの禁煙補助薬と併用がおすすめ
　一般的に喫煙歴が長い人ほど、離脱症状も辛くなるようです。アロマだけで禁煙は難しいと思うので、禁煙外来を受診して、ニコチンパッチやガムなどの禁煙補助薬を処方してもらってくださいね。アロマを併用することで、禁煙しやすくなると思います。
※ブランドによってはペパーミントの覚醒作用が弱いので、眠気覚ましの場合、
　必ず確認してからおつくりください。

20　ダイエット

ペパーミント精油には食欲抑制効果がある

　アメリカのホイーリング・イエズス会大学の研究者はボランティアの被験者に5日間に渡って2時間おきにペパーミントの精油の香りを嗅いでもらう調査をしました。

　すると、彼らの空腹を感じるレベルは顕著に下がり、さらに一週間のトータルで3,485kcalも摂取カロリーが減ったそうです。

　このペパーミントの効果を最大に得るためには「本物のペパーミントの精油」の香りを嗅ぐのがベストだという結果もでています。

　ペパーミント味の飴やガムを噛んでも最大の効果は得られなかったそうです。

グレープフルーツ精油には食欲抑制効果と脂肪燃焼効果がある

　大阪大学の生化学の名誉教授永井克也先生と新潟大学の生理学の名誉教授新島旭先生の実験で、ラットに週3回グレープフルーツ精油の香りを10分間嗅がせたグループと嗅がせないグループに分けて比較したそうです。

　6週間後グレープフルーツ精油を嗅いだグループは嗅がなかったグループより約20ｇ軽くなり食事の量が7割減ったそうです。

【やり方】

　グレープフルーツ、ペパーミントから、自分の食欲を抑制する香りを選び、1日数回、特に食事前に香りを嗅ぐようにする。

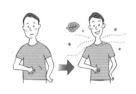

21　脱毛症

日本人の成人男性の3人に1人が薄毛を自覚

　人間の体には約500万本の毛が生えているそうです。その内の約10万本が髪の毛になります。そして、日本人の成人男性の実に3人に1人が、薄毛を自覚しているというデータがあるそうです。

1日に約100本の毛が抜けるのは「自然脱毛」

　髪の毛は毛周期といって、成長期・退行期・休止期という生え変わりの周期を持っています。個人差がありますが、一般的に成長期の期間は2〜6年。「抜け毛」は7〜9月にかけて多くなります。

　通常でも1日に100本ほどの毛が抜けているそうです。これくらいは「自然脱毛」といわれ、心配する必要はありません。

それ以上抜けるのが「異常脱毛」で「脱毛症」

　しかし、この周期が乱れると成長期が短くなり毛根自体の形成が不十分になったり、通常以上の「抜け毛」になることがあり、これは「異常脱毛」で「脱毛症」という症状になります。

本数に変化がなくても「成長期」が不十分だと髪の毛が弱く細くなる

　成長期が不十分だと髪の毛は細くなり、本数自体に変化がなくても薄毛に見られるケースもあります。

　髪の毛が十分に伸長しなかったり、太い髪が形成されなかったりすることで、本来の髪の毛よりも弱く細い髪の毛になってしまうのです。

　これも「脱毛症」になります。

「脱毛症」の主な原因7つ

① 加齢

② 生活習慣の乱れ

③ 過度のストレス

④ ヘアスタイルやカラーリング

⑤ 紫外線

⑥ シャンプーが原因、またはシャンプーの仕方が間違っている

⑦ AGA（男性型脱毛症）

　抜け毛が多いなと思うときは、これらの原因を疑ってみましょう。

原因は1つではなく複数。一番多いのは「AGA」

　原因はこの中の1つというより、複数の要因が重なって発症することが多いようです。

　中でも、成人男性における「脱毛症」の原因の大半は、AGAによるものと考えられています。

男性型脱毛症（AGA）の原因は男性ホルモン、喫煙、食生活

　男性型脱毛症（AGA）は、毛髪の成長期が徐々に短くなっていきます。

　毛をつくる司令塔の「毛乳頭」で男性ホルモンが働き、毛髪の成長を抑えてしまうことが原因のようです。

　また、喫煙や食生活も関係するといわれています。

薬での治療は副作用がつきもの

　薬での治療法は、男性ホルモンの毛の成長抑制を解除する内服薬「フィナステリド」と「デュタステリド」だそうです。

　これらは薬の名前ではなく、薬に使用されている成分の名前です。

発毛効果のある細胞増殖因子の分泌をうながす外用薬「ミノキシジル」と併用して使うのが一般的なようです。

《AGA用おすすめブレンド》

① 青森ヒバ　〜8滴
② ウインターグリーン　〜8滴
③ レモングラス　〜8滴
④ ローズマリー・カンファー　〜8滴
⑤ ローズマリー・シネオール　〜8滴
⑥ ローズマリー・ベルベノン　〜8滴
・シャンプー基材　　　　　250ml
　＋アロエジェル　30mlに各4滴

【つくり方】

無香料のシャンプーに精油を混ぜて、よく混ぜてください。
ジェルに精油を混ぜて、少し白くなるまでよく混ぜてください。

【使い方】

1日2回、朝晩、ジェルを頭皮につけて指の腹で軽くマッサージをしましょう。

べたつきが気になる人は5分ほどおけば、洗髪してもOK。

シャンプーは使う前によく振って混ぜてから使ってください。

※ウインターグリーンは、多量に使用するとアスピリンアレルギーや、腎障害を起こす可能性があるので、連続使用は短期間（1週間位）だけにしましょう。
※ドーピング反応がでる可能性があるので、アスリートの公式競技前には注意してください。
※誤飲は命に関わる可能性があるので、小児の手の届かないところに保存！
※敏感肌の方は薄い濃度に変更してください。

脂漏性脱毛症には皮脂のバランスをとってくれる精油がおすすめ

　頭皮が異常にベタベタとして大きな塊のフケが出たり、抜け毛の根元付近に白い脂の塊が付着していたり、頭皮が赤くなり湿疹ができたりの場合、脂漏性脱毛症になります。

　皮脂のバランスをとってくれる精油がおすすめです。

《脂漏性脱毛症用おすすめブレンド》

①　グレープフルーツ　～10滴

②　シダーウッド・アトラス　～10滴

③　ローズマリー・カンファー　～10滴

④　ローズマリー・シネオール　～10滴

⑤　ティーツリー　～10滴

・シャンプー基材　　　　　250ml

　　＋アロエジェル　30mlに各5滴

【つくり方】

　無香料のシャンプーに精油を混ぜて、よく混ぜてください。

　ジェルに精油を混ぜて、少し白くなるまでよく混ぜてください。

【使い方】

　1日2回、朝晩、ジェルを頭皮につけて指の腹で軽くマッサージをする。

　べたつきが気になる人は5分ほどおけば、洗髪してもOK。

　シャンプーは使う前によく振って混ぜてから使ってください。

円形脱毛症は3か月前のストレスが原因のことがある

　円形脱毛症は、主に毛髪の成長期に突然毛が抜けてしまう脱毛症の1つです。いわゆる10円ハゲレベルから、頭部全体が脱毛してし

まう場合もあります。自己を守るはずの免疫細胞の一種リンパ球が毛包に集まって、炎症をおこし破壊してしまうようです。

　ストレスが原因の場合は、約3か月前のストレスと言われています。

　免疫細胞の暴走の抑制にコーチゾン様作用（副腎皮質ホルモンに似た働き）と副腎刺激作用のあるアロマでケアしてください。

《円形脱毛症用おすすめブレンド》

① 　青森ヒバ　〜8滴

② 　アカマツ・ヨーロッパ　〜8滴

③ 　ブラックスプルース　〜8滴

④ 　ローズマリー・カンファー　〜8滴

⑤ 　ローズマリー・シネオール　〜8滴

⑥ 　ローズマリー・ベルベノン　〜8滴

・シャンプー基材　　　　　250ml

　＋アロエジェル　30mlに各4滴

【つくり方】

　無香料のシャンプーに精油を混ぜて、よく混ぜてください。

　ジェルに精油を混ぜて、少し白くなるまでよく混ぜてください。

【使い方】

　1日2回、朝晩、ジェルを頭皮につけて指の腹で軽くマッサージをする。べたつきが気になる人は5分ほどおけば、洗髪してもOK。

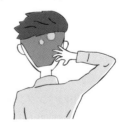

　シャンプーは使う前によく振って混ぜてから使ってください。

22　認知症

アロマで認知症の治療薬とほぼ同じ効果が確認された

　2005年に発表された浦上教授の研究論文によると、認知症患者10人に1か月間4種類のアロマを芳香してもらったところ、認知症の治療薬とほぼ同等の効果が確認されたそうです。

劇的な改善は認知症予備軍に多い

　また、認知症予備軍の方に1週間アロマを試してもらった結果は、認知症の数値13から数値2にまで改善されたそうです。劇的な改善は予備軍の方に多いので、早めの対策が大事です。

アロマの心地よい香りが心の問題の改善にも効果を発揮

　アロマには心地よい香りが脳を刺激し「楽しい記憶を引き出す」「リラックスできる」「悲しみに耐えられるようになる」など心理的な効果も期待できます。

　これが心の問題に働きかけ、認知症の周辺症状も軽減するようです。

《昼用おすすめアロマブレンド》
・ローズマリー・シネオール＆レモンを2:1
《夜用おすすめアロマブレンド》
・ラベンダー・アングスティフォリア＆オレンジ・スイートを2:1
【使い方】
　アロマ用のペンダント、アロマパッチ、アロマランプ、ディフューザーなどで2時間以上香りを嗅ぎます（夜用は就寝前1時間から）。

23 虫よけ

ブレンド
① シトロネラ ～8滴
② ユーカリ・レモン ～6滴
③ レモングラス ～6滴
・無水エタノール5ml
・精製水 25ml
・アロマスプレー容器（30m）

【つくり方】
　まずエタノールに精油を溶かしてから、精製水を加えてよく混ぜる。

【使い方】
　肌が露出している部分に、こまめにスプレーしてください。

※日焼け止めを塗る場合は、日焼け止めを塗った後にスプレーしてください。

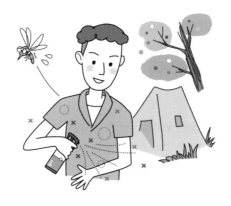

24　ゴキブリ対策&歯痛

《おすすめアロマ》
・クローブ（なければ、ベチバー、ハッカ、シナモンリーフ）　20滴
・重曹　〜100ｇ

【使い方】
　お皿に重曹をいれて精油を垂らし、ラップをして爪楊枝で穴を開け、シンクの下や洗面所の下などに置きます。
　香りがなくなったら時々精油を追加しましょう。
　うちはこれでゴキブリが激減しました！
　クローブやハッカ油いりのスプレーをつくって生ゴミや出入口になりそうなところにスプレーしておくのもおすすめです。
【使用上の注意】
　小さいお子さんがいらしたり、犬や猫を飼ってらっしゃる場合は誤食しないよう充分気をつけてください。

《歯痛用おすすめ》
・クローブ　原液塗布
（歯茎の腫れの場合　ペパーミントまたは、ミルラ　原液塗布）

【使い方】
　精油1滴を綿棒につけて、気になる箇所に塗布する。
※歯痛の場合、あくまで応急処置です。アロマセラピーで虫歯は治りません。
　一刻も早く歯科医を受診してください。

第4章
シーン別：男性におすすめ
アロマブレンド

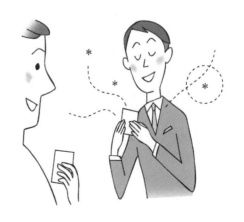

1 記憶力をアップしたい

・ローズマリー・シネオールをアロマランプやディフューザーで芳香

2 集中力をアップしたい

《おすすめブレンド》
① レモン 〜3滴
② シダーウッド・アトラス 〜3滴
③ ペパーミント 〜1滴
・無水エタノール 2ml
・精製水 8ml
・ロールオン容器（10ml）又は
・精油×3倍の量でアロマスプレー（30ml）

【つくり方&使い方】
　まずエタノールに精油を溶かしてから、精製水を加えてよく混ぜます。
　手首につけて、気持ちが整うまでニオイを嗅ぎます。

3 自信を持ちたい

《おすすめブレンド》
① サイプレス 〜2滴
② シダーウッド・アトラス 〜2滴
③ ニアウリ・ネロリドール 〜3滴

・無水エタノール 2ml
・精製水 8ml
・ロールオン容器（10ml）又は
・精油×3倍の量でアロマスプレー（30ml）

【つくり方＆使い方】
　まずエタノールに精油を溶かしてから、精製水を加えてよく混ぜます。
　手首につけて、気持ちが整うまでニオイを嗅ぎます。

4　やる気をアップしたい

《おすすめブレンド》
①　ブラックスプルース　〜2滴
②　ユーカリ・ラディアタ　〜2滴
③　レモングラス　〜3滴
・無水エタノール 2ml
・精製水 8ml
・ロールオン容器（10ml）又は
・精油×3倍の量でアロマスプレー（30ml）

【つくり方＆使い方】
　まずエタノールに精油を溶かしてから、精製水を加えてよく混ぜます。
　手首につけて、気持ちが整うまでニオイを嗅ぎます。

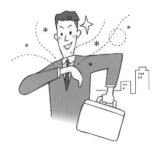

5 心を整えたい

《おすすめブレンド》
① サイプレス ～3滴
② ユーカリ・ラディアタ ～2滴
③ ローズマリー・シネオール ～2滴
・無水エタノール 2ml
・精製水 8ml
・ロールオン容器（10ml）又は
・精油×3倍の量でアロマスプレー（30ml）

【つくり方&使い方】
　まずエタノールに精油を溶かしてから、精製水を加えてよく混ぜます。
　手首につけて、気持ちが整うまでニオイを嗅ぎます。

6 リラックスしたい

好きな香り（2，3種類をブレンドがおすすめ）
・精油 ～7滴
・無水エタノール 2ml
・精製水 8ml
・ロールオン容器（10ml）又は、
・精油×3倍の量でアロマスプレー（30ml）

【つくり方&使い方】

　まずエタノールに精油を溶かしてから、精製水を加えてよく混ぜます。

　手首につけて、気持ちが整うまでニオイを嗅ぎます。

7　初対面の人とうちとけたい

・オレンジ・スイートをアロマランプやディフューザーで芳香
・名刺にオレンジ・スイートの香りをつける
※空き缶に蓋を開けたオレンジ・スイートと名刺を一緒にいれる。
※名刺入れにオレンジ・スイートの精油を垂らした紙を名刺と一緒にいれる。（名刺に直接精油がつくと印刷が滲むので気をつけてください）
※紙はツルツルの物より、ざらっとした物のほうが、香りがつきやすいです。

8　死別の深い悲しみ＆ペットロス

《おすすめブレンド》
①　サイプレス　〜2滴
②　ネロリ　〜2滴
③　ユズ　〜3滴
・無水エタノール 2ml
・精製水 8ml
・ロールオン容器（10ml）又は
・精油×3倍の量でアロマスプレー（30ml）

【つくり方＆使い方】
　まずエタノールに精油を溶かしてから、精製水を加えてよく混ぜます。

手首につけて、気持ちが整うまでニオイを嗅ぎます。

9　2人の気分を盛り上げたい

《おすすめブレンド》
① 　イランイラン　〜8滴
② 　ジャスミン　〜8滴
③ 　サンダルウッド　〜8滴
ホホバオイル100ml

【つくり方】
　ホホバオイルに精油を混ぜて、よく混ぜてください。
【使い方】
　下腹部、仙骨、背中などに塗布する。その後、お互いをマッサージしましょう。

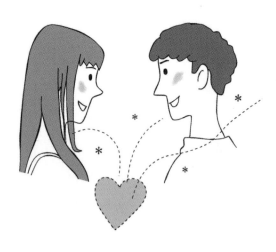

第5章
お悩み別・シーン別：
おすすめアロマブレンドの
感想

2　肩こり&筋肉痛（A）　P130

【香りについて】
　さっぱりしていて昔の湿布薬より全然いい香りです。
【塗った感じについて】
　サラサラしていてベタつかないのがいいです。
【よかった点】
　抗炎症・鎮痛の医薬品湿布だと皮膚のかぶれや薬の副作用が嫌なので、よい香りで皮膚にもよさそうなアロマクリームだと医薬品湿布よりよいですね。
【気になった点】
　一度にたくさん使ってしまうこと。
（S.Jさん　52歳）

2　肩こり&筋肉痛（B）　P131

【香りについて】
　個人的にはあんまり好きじゃない香りです。
【塗った感じについて】
　しかし塗るとじわっとカラダに浸透していくのがわかります。
【よかった点】
　慢性的な肩こりなので、お風呂上りに肩を中心に使用し、塗った後の浸透するのがわかるのがとてもよかったです。
【気になった点】
　特に気になった点はなかったですが、香りが好みに調合できると嬉しいです。

（J.O さん　50 歳）

2　肩こり&筋肉痛（B）　P131

【香りについて】

　強い香りが嫌いなので許容できました。

【塗った感じについて】

　ひんやりして気持ちよかったです。

　効果についてはかなり肩こりが酷いので、よくわからなかったです。

【よかった点】

　微香で清涼感がある。

【気になった点】

　冬に使用したので寒く感じ、暖かくなるような成分があった方が効いた感じが出るかもしれません。

　ジェルが緩かったのか少し流れる感じがしました。

（Y.O さん　49 歳）

2　肩こり&筋肉痛（B）　P131

【香りについて】

　痛みに効果ありそうな香りがしました。

【塗った感じについて】

　清涼感はなく伸びもいいので塗り込みやすいです。

【よかった点】

　清涼感がないところと一般的な湿布薬よりとてもよい香りで癒されます。

【気になった点】

　少し水っぽさがあるところ

（S.Mさん　41歳）

3　テニス肘など古傷ケア　P132

【香りについて】

　とてもいいです。

　湿布だと貼っているのが匂いでわかるので恥ずかしいけど、古傷アロマは匂いがよいので逆に塗りたくなります。

【塗った感じについて】

　ジェルでストレスなくスッと塗りやすい。

　皮膚への摩擦もなく心地よく塗れます

【よかった点】

　とにかくよい匂いです。香りといいたいくらいよいです。生活にメリハリが出ます。

（Y.Hさん　47歳）

4　偏頭痛　P135

【香りについて】

　ミント？　がきいていてとてもよい匂いです。

【塗った感じについて】

　ロールオンなので適量塗れていい感じです。

【よかった点】

　効果がありました。頭痛のことを香りで一瞬忘れられるのでとてもいいです。

【気になった点】

　匂いが続かないこと

（S.Mさん　41歳）

5　男性の更年期障害　P136

　自律神経にアプローチしていますので、イライラ感なく過ごせて
いますね。

（T.Nさん　55歳）

6　疲れがとれない　P139

【香りについて】

　肩こり同様個人的には好きではないです（すみません）。

【塗った感じについて】

　このアロマに関してはボディーウォッシュと混ぜて全身に使用し
ました。新しい感覚でよかったです。

【よかった点】

　液体状態なのでボディーウォッシュと混ぜて全身に浸透させれた
のでよかったです。

（J.Oさん　50歳）

7　不眠　P142，143

【香りについて】

　香りについては、薄くもなく，濃くもなく、寝る前にはちょうど
いい香りでした。

【よかった点】

　慢性的にショートスリーパーなのですが、気持ちゆっくり寝れた気がします。

　また携帯用で出張先でも気軽に使えるのがとてもよかったです。

【気になった点】

　個人的にはもう少し香りがつよかってもよかったと思ってます。

（J.Oさん　50歳）

8　二日酔い　P144

【香りについて】

　肝臓のアロマより、爽やかな匂いでいいです。

【塗った感じについて】

　朝に使ってますが、爽やかなかおりで二日酔い改善された気になりました。

【よかった点】

　肝臓のケア用をお風呂上がりに、二日酔い用を朝に肋骨の下辺りから脇腹にかけて塗っています。重く感じていたのが改善されたように思います。

（J.Fさん　54歳）

8　二日酔い　P144

【香りについて】

　個人的にこの香りが一番好きです。

【塗った感じについて】

　肩こり同様カラダに浸透していくのがわかりよい感じです。

【よかった点】

　ほぼ毎日飲みに行ってるので、サプリとアロマで無双状態でした（笑）

【気になった点】

　特にないです。

（J.Oさん　50歳）

8　二日酔い　P144

【香りについて】

　すごく好きな香りでした。さっぱりですが、きつすぎず、リフレッシュできる気がします。

【塗った感じについて】

　すぐに伸びるので使いやすかったです。

【よかった点】

　香りが好きで、むしろこっちのほうが鼻が通るような感じがしました。

【気になった点】

　塗る量が少し難しいなと感じました（塗りすぎてしまったり…）

（M.Yさん　37歳）

8　二日酔い　P144

【香りについて】

　柑橘系だと思います。スーッとしています。

【塗った感じについて】

　さらさらしていてすぐに皮膚に吸収されるので便利です。

【よかった点】

　使い方解説書に腹部のみならず脚や足裏に塗布してアセトアルデヒドの排出を促進するとあり、実際にやってみてこれがともてよかったです。

【気になった点】

　足裏に塗布するとなると寝る前になってしまうので、朝急いでいるときなどは難しいかなと感じました。

（S.Jさん　52歳）

9　肝臓の不調　P145

【香りについて】

　如何にも効きそうな臭いでいいと思いました。

【塗った感じについて】

　肝臓や胃のあたりが重い感じがしていたんですが、塗ると改善したような気になりました。

【よかった点】

　改善したような気になったので、いいと思います。

（J.Fさん　54歳）

9　肝臓の不調　P145

【香りについて】

　みずみずしい香りで爽やかです。

【塗った感じについて】

　水のようなさらさら感でさっぱりしています。

【よかった点】

ベタつき等も一切なくすぐに皮膚に吸収される感じがいいです。

【気になった点】

　特にありません。1日3〜4回の塗布がおすすめとありましたが就寝前しか塗布できず、毎日塗り続けることが大切と思いました。

　効果はあったと思います。継続してやりたいですね。

（S.Jさん　52歳）

10　前立腺肥大（初期）　P146

【よかった点】

　前立腺については肥大傾向が収まり、お手洗いの回数も減ってきたような気がします。

（T.Nさん　55歳）

13　花粉症　P149

【香りについて】

　よいです。

【塗った感じについて】

　先端がロールになっており塗りやすい。

　常に適量でストレスなく塗りのばせる。

【よかった点】

　花粉が多く飛散する地域ですが、マスクと花粉症アロマを併用したときは、鼻が詰まることがなかった。

【気になった点】

　色があるので外でサッと塗るには気を遣うかも。

（Y.Hさん　47歳）

13 花粉症 P149

【香りについて】

　この匂いは、少し生臭い感じがして僕は厳しいです。

【塗った感じについて】

　何日か塗って見ましたが、花粉症の改善以上に、香りで少し気分がダウンしました。

【気になった点】

　匂いが僕には難しいです。

（J.Fさん　54歳）

13 花粉症 P149

【香りについて】

　ちょっと薬草っぽいイメージがしました。

【よかった点】

　香りが長持ちするのがよいなと感じます。

【気になった点】

　個人的に好きな香りだからか、二日酔い用のほうが楽になる気がしました。

（M.Yさん　37歳）

13 花粉症 P149

【香りについて】

　よい匂いだと思いますが、食事前などは少しキツく感じることも

ありました。

【塗った感じについて】

　スッとする感じがします。顔に塗った際は黒くなるのが気になりました。

【よかった点】

　出かける前や夜寝る前、鼻が少し通りやすくなった気がします。

【気になった点】

　やはり薬ほどの効果は感じられなかった点（併用していたのでよくわかりませんが）と、鼻の下に塗ったときの黒ずみ（伸ばすと消えるが）は気になりました。

（K.Sさん　56歳）

13　花粉症　P149

【香りについて】

　正直、あまり好きな匂いではありませんでした。かと言って嫌な匂いでもなく、お薬のような香りのイメージです。

【塗った感じ】

　しっとりサラリとして、好きでした。質感が気持ちよいので塗りたくなりました。

【よかった点】

　ジェルの質感　塗りやすさ

【気になった点】

　花粉症の終わり頃に試したので、効き目があったかは正直わかりません（でも鼻がムズムズする、と思った時に塗るとおさまったような気がしました）。

（T.Kさん　55歳）

17　体臭対策　P157

【香りについて】
　微香で好印象でした。
【よかった点】
　特に体臭がきついわけではないですが夏につけるとよくわかるのかな？　という感じ。
　枕などにつけるのもいいのでしょうか？　利用方法に幅があると結果がわかりやすいかもです。
（Y.Oさん　49歳）

21　AGA　P163

【香りについて】
　凄く爽やかな匂いです。お風呂上がりに使っています。眠りもいいかも？
【塗った感じについて】
　頭皮が爽やかに清潔になった感じがしますが、まだ毛がフサフサにはなっていません。
　抜け毛が減ったのかも、実感できませんが、やっぱり爽やかな香りで就寝前の心が整っていいかも？
【気になった点】
　お腹に肝臓用を塗って、頭にAGA用を塗るのですが、両方の匂いが交じると嫌なので、片方しか使っていません。その日の気分で！
（J.Fさん　54歳）

21　円形脱毛症　P165

【香りについて】
　私の好きな香りでしたので、毎回つけたくなりました。
【塗った感じについて】
　ジェルタイプでべとつかなかったのがよかったです。
【よかった点】
　つけた瞬間スッーと爽快感があるのがよかったです。
　脱毛も目立たなくなってきました。
【気になった点】
　最初は適量がどのくらいか、これであってるのかどうかが気になりました。頭皮につける量はだんだん慣れました。
（Y.Hさん　56歳）

24　ゴキブリ対策　P168

【香りについて】
　家に帰ってニオイを嗅いでみたら苦手なニオイだった。ハッカと混ぜてつかうことにした。
【よかった点】
　ゼロにはならなかったが、生きた状態ではみなかった。
【気になった点】
　ペットを飼っているので、ペットが舐めないか心配だった。ニオイが数日で消えるので、マメに追加しないといけない。
（H.Tさん　56歳）

2 集中力をアップしたい　P170

【香りについて】

　あまり印象の残らない香りです。

【よかった点】

　作業前に使用することで集中力が上がった気持ちで入れること、また作業中のリフレッシュにもなりとても気に入っています。

　作業が進んでいるかは不明ですが机に向かっている時間は増えています^^

（S.Mさん　41歳）

2 集中力をアップしたい　P170

【香りについて】

　爽やかな香りで、嗅ぐだけでリフレッシュできそうな気分になる

【塗った感じについて】

　ロールオンタイプで手首に簡単につけることができ、とても嗅ぎやすい。

　塗った感じはひんやりとしたハーブ系の香りがした。

【よかった点】

　夜に仕事や作業を追い込むとき、コーヒー等でカフェインを取ることに抵抗を感じるがアロマであれば何も抵抗を感じることなく、集中して取り組めるためとても重宝している。

（T.Sさん　23歳）

3　自信を持ちたい　P170

【香りについて】
　マイルド、清涼感あり。好きな匂い。
（N.Oさん　57歳）

3　自信を持ちたい　P170

【香りについて】
　爽やかで鼻にスーッとした感覚があった。
【塗った感じについて】
　スーッとする感覚があり、つけてる感覚を味わえた。
【よかった点】
　商談や大事な会議の前に使用して、気合をいつも入れ直している。
【気になった点】
　傷口に少ししみた。
(T.Sさん　23歳)

4　やる気をアップしたい　P171

【香りについて】
　好きな匂い
【よかった点】
　ロールオンなので手軽にひと塗できる匂いが鼻に残らずきれる。
（N.Oさん　57歳）

4　やる気をアップしたい　P171

【香りについて】
　レモングラス？　の香りがしっかりして爽やかで大好きです。
【よかった点】
　とても効果を感じることができました。
　朝の出勤まえに香りを嗅いでスイッチを入れています。
　気に入った香りということもあり無理なく程よいルーティーンになっ
ています。
　毎日使っております。
（S.Mさん　41歳）

4　やる気をアップしたい　P171

【香りについて】
　レモンの香りが印象に残っていて爽やかな香りがする。
【塗った感じについて】
　スーッとすることもなく自然と馴染んだ。
【よかった点】
　香ると少したぎるような匂いがする。爽やかで柑橘系のレモンの匂
いがするため気持ちを切り替えるときによく使用している。
（T.Sさん　23歳）

4　やる気をアップしたい　P171

【香りについて】

　僕の好みの好きな香りなので、付けるのにまったく抵抗はありません。

【よかった点】

　毎回つけても、いやな感じは全くなく気分を引き締めてくれます。

【気になった点】

　持続性があまりない気がします。慣れてくることもあるでしょうが、ふと後で思い出すように感じる機会がなかったような気がします。

　1日、気分を引き締めるため何度も付けています。

（T.Eさん　73歳）

5　心を整えたい　P172

【香りについて】

　本当にこの匂いは、イライラがオフになります。瓶を持つという動作がリセットなのかも？　しれませんが、アロマの効果感じます。

【よかった点】

　この匂いが社長室でしているときは、社長がイライラしていたときなんだとメンバーにわかること（笑）。

　何の匂いか？　言ってませんが？

（J.Fさん　54歳）

5　心を整えたい　P172

【香りについて】

　イライラが緩和される感じがする。即気分転換できる。

【よかった点】

　好きな匂い

（N.Oさん　57歳）

6　リラックスしたい　P172

【香りについて】
　とても柔らかく優しい香りに感じました。
【よかった点】
　手首につけて匂いを嗅ぐだけでよいのでお手軽に少しの時間でできるところ。私はかなりのアレルギー持ちなのですが、痒みが出る等のトラブルもなく、安心して使用させていただきました。
（T.Iさん　49歳）

6　リラックスしたい　P172

【香りについて】
　和みがある。
【よかった点】
　落ちつける匂い。
（N.Oさん　57歳）

8　死別の深い悲しみ&ペットロス　P173

【香りについて】
　何ともいえないのですがよい香りでした。
【よかった点】
　悲しんでるときに他のことは考えれないのですが、少し落ち着いたときに香りを嗅ぐことで気持ちの立ち上がりが早い気がします。
（S.Mさん　41歳）

9　2人の気分を盛り上げたい　P174

【香りについて】

　匂いが特徴的で、刺激的っていう雰囲気になりましたね。

【よかった点】

　お互いの背中に塗って、マッサージをためしてみました。

　マッサージもしやすかったです。

　僕たちまだ新婚なので、まだマンネリカップルって感じではないので、もしかしたら、お付き合いが長くてちょっとマンネリなカップルがこのアロマを使うといつもと雰囲気が違って、若いころの気持ちが再燃するかもねって話しました。

（G.Iさん 38歳）

9　2人の気分を盛り上げたい　P174

【香りについて】

　思ったよりも、素直な香りです。もう少しオリエンタルな香りで妖しい香りを予想していました。

【よかった点】

　付けていても付けているぞという感じの嫌みになる香りではなく、ストレートに入っていけます。

　相手の感想はまだ聞けていません(笑)。

【気になった点】

　妖しさがもう少し欲しいです。あと、持続性も欲しいです。夜は長いので・・

（T.Eさん　73歳）

運気&女性の好感度アップ 【読者特典】

【香りについて】
　友人の女性誰に聞いても好きな香りと答えてくれた。
匂いが強すぎず、控えめでなく、誰が匂ってもよい香りと答えるほど万人ウケする香りだと思う。
【塗った感じについて】
　染みることも清涼感を特に感じることはなく、自然と馴染んだ。
【よかった点】
　女性からの反応が本当によい。
　また女性に好かれる香りをつけていることで根拠のない自信が生まれ、女性の前でのパフォーマンスが上がる。
（T.Sさん　23歳）

運気&女性の好感度アップ 【読者特典】

【香りについて】
　普段は知人女性におすすめされた香水を使用しており、香りに関してはそこまでこだわりが強くないが、このアプローチの香りは匂いを嗅いでみると香水特有のツンとするのではなくスッと柔らかく香る印象を受けた。
【よかった点】
　ローズの香りは案の定、どの女子に聞いても「よい匂い！」と言われ、すぐに今使ってる香水から乗り換えようと思いました(笑)。 好き嫌いが別れずに万人受けしそうな香りでした！
（D.Sさん　21歳）

第6章
おすすめ
アロマブランド＆ショップ

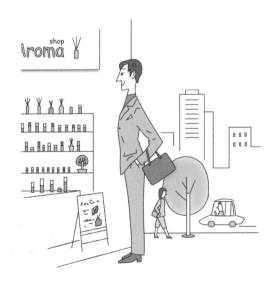

1 おすすめアロマブランド

【生活の木】
ほとんどの精油が3mlサイズから購入可能

　初心者の方に、1番のおすすめブランドは「生活の木」です。ほとんどのシングル精油が3mlサイズから購入でき、ローズオットーやネロリなど希少精油は1mlサイズからあります。すべての精油がオーガニックではありませんが、ネットで成分分析表も確認できます。

　精油は10mlが基本サイズというブランドが多いので、本書でご紹介したブレンドを試してみたい！　精油を購入してみたい！　となったときに、かなり高額になる精油もあります。ネットで購入した場合、届いて匂ってみたら苦手な香りだった！　ということもあると思います。そういう意味でも、3mlから購入できる点が初心者の方におすすめです。

日本のアロマテラピーのパイオニア的存在、直営店が全国にある

　日本のアロマテラピーのパイオニア的存在のブランドになります。世界中に提携農園を持っているため精油の種類も多く、直営店が全国にあるのがおすすめポイントです。

　ぜひ店舗に行って、実際に「精油」の香りを試してみてくださいね。

●生活の木→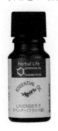

【プラナロム】
高価だが、こだわりのオーガニックケモタイプ精油が100種類以上

　メディカルアロマを学んだスクールでは、すべて「プラナロム」の精油で学びました。日本アロマセラピー学会においても、推奨エッセンシャルオイルとして指定されているブランドになります。

　プラナロム社の精油は、1980年に、フランスのアロマセラピーの権威、ピエール・フランコム氏によって設立され、現在、薬学博士であるドミニック・ボデゥー博士のもと栽培、蒸留、分析が一貫して行われ、EUの医師たちとの連携により研究・実践も行われているそうです。

　日本の代理店が販売しているプラナロムの精油には、1本1本に成分分析表がついています。厚生労働省指定の検査機関で輸入後にも再度分析を行い、更に29種類の残留農薬検査と酸化防止剤検査を行ってその結果を精油に添付してあります。その手間の分、お値段は他ブランドよりお高めではありますが、安心安全にこだわる方におすすめです。

販売店が全国にある

　直営店ではありませんが販売店が全国にあるので、香りを試したい方も試しやすいと思います。

●健草医学舎→

【プリマヴェーラ】

ドイツ最大のオーガニックアロマブランド

　1番最初に学んだ「アロマスクール」で使っていたのが、「プリマヴェーラ」になります。プリマヴェーラは1986年ドイツに誕生したオーガニックアロマブランドです。独自の厳しい品質基準に基づき、真摯なものづくりを続けていらっしゃいます。

　現在では400を超えるアロマ製品が世界35カ国以上で販売され、ドイツ国内に留まらず世界各国で愛されています。ドイツ国内ではヘルスケア施設において使用されています。

　リサイクル素材（廃ガラスを粉砕したもの）を使ったり、積極的にサステナブルな取り組みを行ってらっしゃいます。5mlサイズからあるので、初心者の方も買いやすいと思います。

全国に販売店がある

　香りもよくおすすめです。全国にある、アロマのセレクトショップ「コスメキッチン」で取り扱いがあるので、実際に香りを試してもらいやすいと思います。

キャップは、チャイルドロック式

　チャイルドロックは、キャップが二重構造になっています。二重構造の内側に爪がついており、キャップをボトルの方へ押し下げながら半時計回りに回すことで爪がかみ合い開けることができます。

●プリマヴェーラ→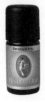

【フロリハナ】
5.5mlサイズなので買いやすい！　香りが良いことで人気！

　フロリハナは、フランスのプロヴァンス地方でつくられているオーガニックアロマブランドです。約5.5ml（一部希少精油は2.2ml）サイズなので初心者の方にもおすすめです。一部の精油を除き、全てオーガニックです。

　フロリハナは自社で蒸留所を持っていて、「フラッシュデタント」と呼ばれる革新的な蒸留技術を持ち、40℃から80℃間の非常に低い温度で抽出を行うので、香りのよさで人気です。

　エコサート認定、ABマークに加え、日本JAS認定も取得しています。すべての商品の成分分析をなさっており、ネットで確認できます。

直営店は東京だけ

　直営店は東京だけなので、関東圏以外の方はネットでの購入がメインになると思います。どの精油がどんな香りか、ある程度理解してから購入するといいかもしれません。

キャップは、チャイルドロック式

　チャイルドロックは、キャップが二重構造になっています。二重構造の内側に爪がついており、キャップをボトルの方へ押し下げながら半時計回りに回すことで 爪がかみ合い開けることができます。

●フロリハナ→

【ラドローム】

歴史あるオーガニックアロマブランド

　1960年代末に創業者のアンリ・ヴィオーがプロヴァンス地方に蒸留所を建設して始まったオーガニックアロマブランドです。ラドローム・プロヴァンサル社は、自然が豊かなドローム渓谷にあります。

直輸入のため高品質なのにリーズナブル

　日本ではあまり知られていないブランドですが、香りもよいですし高品質なのに、フランスから直輸入のためリーズナブルな価格で購入できます。環境への配慮もしているブランドで、エコサート認証も取得し、成分分析表も添付されています。

どの精油がどんな香りが理解してからネット購入がおすすめ

　サイズはほとんどが10mlになります。ネットでの購入になるので、どの精油がどんな香りか、ある程度理解してから購入するといいかもしれません。

キャップは、チャイルドロック式

　チャイルドロックは、キャップが二重構造になっています。二重構造の内側に爪がついており、キャップをボトルのほうへ押し下げながら半時計回りに回すことで 爪がかみ合い開けることができます。

●ラドローム→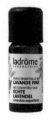

【ル・コントワールアロマ】
フランスでは、約7000店を超す薬局で販売

　ル・コントワールアロマは、1904年にパリの小さな薬局で始まったバトゥールグループにより、2003年に誕生したオーガニックアロマブランドです。

　フランスの薬局市場全体におけるオーガニック精油販売量ではシェア第1位。フランスでは、約7000店を超す薬局で販売されているそうです。

　成分分析表が添付され、全アイテムがABマーク、エコサート認証を取得しています。

どの精油がどんな香りが理解してからネット購入がおすすめ

　香りもよいですし、プラナロム社より少しお手頃なので買いやすいのですが、取り扱いの実店舗があまりないので、ネットでの購入がメインになると思います。

　サイズもほとんどが10mlですし、どの精油がどんな香りか、ある程度理解してから購入するといいかもしれません。

キャップは、チャイルドロック式

　チャイルドロックは、キャップが二重構造になっています。

　二重構造の内側に爪がついており、キャップをボトルの方へ押し下げながら半時計回りに回すことで爪がかみ合い開けることができます。

●ル・コントワールアロマ→

【エレヴ】

ピエール・フランコム氏直接指導のアロマブランド

　フランスのアロマセラピーの権威、ピエール・フランコム氏の直接指導により厳選された品質の高い精油を、日本におけるアロマセラピー先駆者の1人である山本淑子先生がつくられたアロマブランドになります。

　ピエール・フランコム氏が勧める天然のケモタイプ精油が84種類。オーガニックでないものもありますが、すべてに成分分析表がついています。

　多くの大学、病院、医療専門学校で採用されているメディカルグレードのエッセンシャルオイルになります。サイズも5mlサイズがあるので、初心者の方でも買いやすいと思います。

直営店は大阪だけ

　直営店は大阪だけなので、関西圏以外の方はネットでの購入がメインになると思います。どの精油がどんな香りか、ある程度理解してから購入するといいかもしれません。イベントなどで、東京でも販売されることもあります。

●アロマラボ（株）→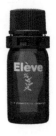

2　おすすめアロマショップ

【生活の木】

　40年以上、日本にハーブやアロマテ
ラピーを普及・啓発してらっしゃいます。
国内外の提携農園からの精油（約90種）
やアロマ用の容器など、アロマに関する
ものならすべて揃うと思います。

　全国に約100店舗の直営店があるの
で、実際に香りを試していただきやすい
と思います。1日体験講座から本格的な
資格取得講座までスクールもやってらっ
しゃいます。

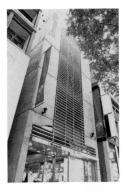

（株）生活の木

【アロマラボ】

　大阪の北浜にあります。エレヴ
の精油（約90種）やアロマ用の
容器など、アロマに関する商品が
揃っています。

　1日体験講座から本格的な資格
取得講座まで学べるスクールも
やってらっしゃいます。

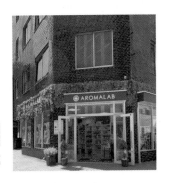

アロマラボ（株）
大阪市中央区北浜3丁目3-13

【アロマ専門店bud-バド-】

　兵庫県加古川市にある、ハーブのお庭とコンテナの内装も全部手づくりのあったかいお店です。メインはフロリハナ精油販売（約50種類）、プラナロム精油（約30種類）は滴売り販売で、1滴から購入できます。ちょっと試してみたいときにとっても嬉しいサービスですね！　その他手軽なアロマ用品も多数おいてらっしゃいます。

　スクールは1日体験講座から本格的な資格取得講座までやってらっしゃいます。

店長はアロマ男子さん

　店長さんはアロマ男子アンケートにもご協力いただいた井上さんです。

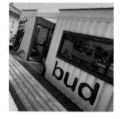

（株）bud-バド-
加古川市平荘町山角798

【アロマ×アロマ】

　私はこちらの通販専門店で、「プラナロム」「ル・コントワールアロマ」「ラドローム」を購入しています。

【Tea Tree Farms】

　P138でご紹介した「ニアウリ・ネロリドール」はこちらのショップ以外なかなか手にはいらないと思います。国際航空便でオーストラリアから送ってもらうことになります。50mlがメインですが、10mlのお試しサイズもあります。ティーツリーやユーカリ・レモンなども販売なさっています。

　オーガニックではありませんが、すべての商品の成分分析をなさっていて添付されています。

第7章
アロマ男子®さんへの
アンケート結果

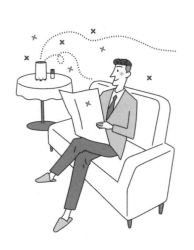

アロマ男子№1　井上　智也さん

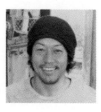

【プロフィール】

　昔は全く興味がなかったのに、今ではどこへ行くのもアロマの本を持ち歩く位ハマっています。 山の開拓、ハーブのお庭の手入れ、蒸留なども行う活動型アロマ講師。 幅広い世代にアロマを広めるため「香活®」の商標登録をとり、学校、地域へのアロマ講座も行う40代、アロマ歴6年。

【アロマの資格】

　AEAJ認定アロマテラピーインストラクター
　AEAJ認定アロマブレンドデザイナー

【アロマを使った活動】

　アロマクラフト講座全般
　アロマ講座

① アロマを知ったきっかけは？

　妻がアロマサロンとスクールをしていたので以前から知っていた。

② 知ってすぐにアロマを使いだしましたか？

　いいえ。アロマがすぐ身近にある環境でしたが、自分から進んで使ったことはありませんでした。

③　②でいいえと答えた方に質問です。それはなぜですか？
　　・妻がするから自分でしなくてもいいと思っていた。
　　・香水でしょ、位な感覚だったから男性には必要ないと思っていた。

④　②でいいえと答えた方に質問です。アロマを使いだしたきっかけはなんですか？
　　アロマショップの店長をすることになり、お客様に体感を伝えられるように自分で実践していくうちに、ものすごくハマった。

⑤　最初に手に入れたアロマグッズはなんですか？
　　アロママスクスプレー

⑥　実際にアロマグッズを使いだしてみて、どう思いましたか？
　　日常使いができるものが多く、手軽なのに本当に効果を感じる。今では常にアロマが近くにないと落ち着かない。

⑦　最初に使いだしたアロマグッズ以外にも、アロマグッズを使っていますか？
　　使っている。カーアロマ、バスソルト、化粧水、バームなど

⑧　世の中のアロマグッズは女性向けのものが多いですが、どう思われますか？
　　男性や子ども向けのがもっとあってもいいと思う。

⑨　アロマグッズを手づくりしたことがありますか？
　　ある

⑩　⑨で手づくりしたことがある方に質問です。実際につくってみ
　てどう思われましたか？

　　とても簡単。

　　香りの好みの調整もできて、一石二鳥だと思う。

⑪　アロマ商品をどこで買っていますか？

　　アロマ専門店

⑫　好きな精油を3つ教えてください。

　　・マジョラム・ラベンダー・ローズマリー

⑬　アロマを生活に取り入れるメリットはなんだと思いますか？

　　いつもの生活シーンに香りがプラスされると、丁寧に暮らして
　いる感じがして嬉しい。

　　実際パワーアップできたりリセットできたり、リラックスした
　り、とても役に立っている。

⑭　どこか学校でアロマを学ばれましたか？　通われた場合、学校
　名を教えていただけますか？

　　アロマスクールbud-バド-

⑮　まだアロマを生活アロマを取り入れてない男性へ、メッセージ
　があればどうぞ。

　　僕は今、アロマショップ店長をさせていただいていますが、最
　近男性のお客様がとても多くなりました。

　　まずは簡単に部屋を香らせることから始めてみてください。自
　分だけでなく、周りの反応も変わりますよ！

アロマ男子№2　大黒　喬(たかし)さん

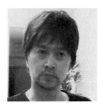

【プロフィール】

　ライフラインの調査設計事務所を経営しております。アロマは趣味に留まらず副業で携わっております。人々の生活を陰で支えるだけでなく、香りでも支えられれば幸せです。少々茶道の経験があります。バレエ、歌舞伎などの観劇や音楽が大好きで、それもアロマに生かせればと思います。50代、アロマ歴13年。

【アロマの資格】

　AEAJ認定アロマテラピーアドバイザー

【アロマを使った活動】

　プライベートアロマサロンの運営、アロマクラフト教室の開催などをしております。またSNSなどを通じてアロマの楽しさを配信しております。

① アロマを知ったきっかけは？

　商業施設のアロマショップでラベンダーの芳香をしており、その香りに魅かれてショップに入りました。

② 知ってすぐにアロマを使いだしましたか？

　はい。すぐに使いだしました。

③　最初に手に入れたアロマグッズはなんですか？
　　ラベンダー、ゼラニウム、ベルガモット精油とディフューザー。

④　実際にアロマグッズを使いだしてみて、どう思いましたか？
　　もっと色々な精油を試してみたいと思いました。

⑤　最初に使いだしたアロマグッズ以外にも、アロマグッズを使っ
　ていますか？
　　はい。蒸留器以外は一通り。

⑥　世の中のアロマグッズは女性向けのものが多いですが、どう思
　われますか？
　　男性にとって敷居が高い雰囲気なのでそうなると思います。男
　性スタッフをショップに登用するとか、各アロマ協会で、男性で
　も参加しやすいイベントを開催するなどの工夫が必要かと思います。

⑦　アロマグッズを手づくりしたことがありますか？
　　はい。香水、石けん、クリームなど一通りつくりました。

⑧　⑦で手づくりしたことがある方に質問です。実際につくってみ
　てどう思われましたか？
　　失敗しても、香りだけはいいなと思いました。

⑨　アロマ商品をどこで買っていますか？
　　今は精油メーカーや理美容機器メーカーなどのオンライン
　ショップで購入しております。
⑩　好きな精油を3つ教えてください。

サンダルウッド、ロータス、クロモジです。

⑪　アロマを生活に取り入れるメリットはなんだと思いますか？
　楽しみ、動植物への愛情の芽生え、心の安定、健康などです。

⑫　どこか学校でアロマを学ばれましたか？　通われた場合、学校
　名を教えていただけますか？
　独学です。

⑬　まだアロマを生活に取り入れてない男性へ、メッセージがあれ
　ばどうぞ。
　アロマ男子はかっこいいですよ。女性の方々に臆することなく
　初めの一歩を。

アロマ男子№3　hotspringさん

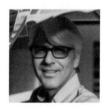

【プロフィール】
　自身のアロマ人体実験からアロマテラピーの効用を様々な方に広
めていきたいと考え活動しています。50代、アロマ歴5年。

【アロマの資格】
　AEAJ認定　アロマアドバイザー、アロマブレンドデザイナー

【アロマを使った活動】

地域つどいの場などでの男女向けアロマ講座（好きな香りを見つけるなど）の開催、ワークショップの開催（アロマブレンド。石鹸、アロマグッズの製作）地域への香育の提案活動

① アロマを知ったきっかけは？
　　休職中に体調の回復目的で、ある方からの紹介で知りました。

② 知ってすぐにアロマを使いだしましたか？
　　まず100均の合成オイルから使用しました。その後純正精油へ移行しました。

③ 最初に手に入れたアロマグッズはなんですか？
　　アロマポット、アロマスプレーです。

④ 実際にアロマグッズを使いだしてみて、どう思いましたか？
　　芳香浴は気持ちよく元気になり、もっと自分の好きなアロマを見つけ楽しみたくなりました。

⑤ 最初に使いだしたアロマグッズ以外にも、アロマグッズを使っていますか？
　　アロマディフューザー、アロマスプレー、アロマストーン

⑥ 世の中のアロマグッズは女性向けのものが多いですが、どう思われますか？
　　男性向けグッスがあればいいと思います。企画したいです。

⑦ アロマグッズを手づくりしたことがありますか？

アロマキャンドル、アロマ石鹸、アロマスプレーなど

⑧　⑦で手づくりしたことがある方に質問です。実際につくってみ
てどう思われましたか？
　　何回か失敗もしましたが、つくる楽しさがあり、完成したとき
は嬉しいです。

⑨　アロマ商品をどこで買っていますか？
　　生活の木、オンラインショップなど

⑩　好きな精油を3つ教えてください。
　　サンダルウッド、クラリセージ、ティートゥリー

⑪　アロマを生活に取り入れるメリットはなんだと思いますか？
　　自分らしさを取り戻すアイテム
　　元気に快活に1日を過ごす1つのツール

⑫　どこか学校でアロマを学ばれましたか？
　　AEAJのテキストで独学です。

⑬　まだアロマを生活に取り入れてない男性へ、メッセージがあれ
ばどうぞ。
　　私は15年前　休職のさなか悩み、不安をアロマで救われまし
た。今はアロマを生活の中に取り入れています。男性にもアロマ
が活かされる場面が多いと感じます。一度騙されたと思いアロマ
を楽しみませんか？

アロマ男子№.4　大森　基載さん（もとのり）

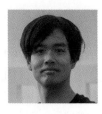

【プロフィール】
　神戸市を拠点に鍼灸師・スポーツトレーナーとして、施術やスポーツ現場での活動をしております。怪我や不調に悩む方、女性向けの美容施術なども行っております。リラクゼーションのみならず、アロマの効果を自分自信も体感し、何かに悩まれる方の力になれるのではないかと思い、使用しております。アロマを通じて、皆さまの健康へサポートしていきます。30代、アロマ歴3年。

【アロマの資格】
　特になし

【アロマを使った活動】
　治療院でアロマを使った施術

① アロマを知ったきっかけは？
　師事している先生が使用していたから

② 知ってすぐにアロマを使いだしましたか？
　最初は施術から使用しました。

③ 最初に手に入れたアロマグッズはなんですか？
　アロマオイル・アロマスプレー

④　実際にアロマグッズを使いだしてみて、どう思いましたか？

　　物にもよるとは思いますが、身体の変化がすごくてびっくりです。

⑤　最初に使いだしたアロマグッズ以外にも、アロマグッズを使っていますか？

　　2つ以外は使用してません。

⑥　世の中のアロマグッズは女性向けのものが多いですが、どう思われますか？

　　特には思わないです。それだけ女性が香りを好きな方が多いのだと思います。

⑦　アロマグッズを手づくりしたことがありますか？

　　アロマスプレーは作成しています。

⑧　⑦で手づくりしたことがある方に質問です。実際につくってみてどう思われましたか？

　　すでに調合されているアロマを使用したので比較的簡単でした。

⑨　アロマ商品をどこで買っていますか？

　　師事している先生のところです。

　　(つゆき治療院の露木俊治先生です)

⑩　好きな精油を3つ教えてください。

　　オレンジ、ペパーミント、ブラックスプルース

⑪　アロマを生活に取り入れるメリットはなんだと思いますか？
　　睡眠の質の改善、リラクゼーション、ストレス緩和など現代の
日本人には有効だと考えています。

⑫　どこか学校でアロマを学ばれましたか？　通われた場合、学校
名を教えていただけますか？
　　学んでおりません。

⑬　まだアロマを生活に取り入れてない男性へ、メッセージがあれ
ばどうぞ。
　　日頃の疲労で色々大変な方はぜひ取り入れてみてください！

アロマ男子№5　奥谷 知弘<ruby>知弘<rt>ちひろ</rt></ruby>さん

 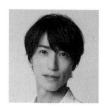

【プロフィール】

　12月26日生まれ、埼玉県出身。

　AEAJアロマテラピー検定1級、アロマテラピーアドバイザー、
アロマ調香スタイリストの資格を持ち、企業とのコラボ商品や連載
企画なども実施している。また、役者としても活動しており、フレ
ンチをモチーフにした6人組アーティストグループ「Candy Boy」
のリーダーも務める。20代、アロマ歴5年。

【アロマの資格】

　AEAJアロマテラピー検定1級

AEAJアロマテラピーアドバイザー

IAPAアロマ調香スタイリスト

【アロマを使った活動】

　僕が所属するアーティストグループCandy Boyが定期的に行っている公演で、会場の入り口にディフューザーを置いて、オリジナルのアロマをブレンドしてアロマ空間デザインをしています。

① **アロマを知ったきっかけは？**

　もともと鼻が敏感で香りのするものが好きでした。香水も使っていたのですが「香水の元になるものって何なんだろう？」と調べていたらアロマと出会いました。

　そこからアロマには心や体に良い影響を及ぼすと知り、今では香りを楽しむだけではなくスキンケアや花粉、ウイルス対策など生活の中に取り入れています。

② **知ってすぐにアロマを使いだしましたか？**

　はい。

　まずは自分の好きな香りを見つけるところから始めました。

③ **最初に手に入れたアロマグッズはなんですか？**

　精油はもちろん、アロマディフューザーです。

④ **実際にアロマグッズを使いだしてみて、どう思いましたか？**

　アロマは踏み入りにくいというイメージだったのですが、思っているよりシンプルな使い方で踏み入れやすい印象を受けました。

そして自分の部屋がいい香りに包まれて癒されました。

⑤ **最初に使いだしたアロマグッズ以外にも、アロマグッズを使っ
ていますか？**
　　手軽に香りを楽しめるアロマストーンやマスクにつけるアロマ
シール、ファブリックスプレー、アロマを使ったソープなど。

⑥ **世の中のアロマグッズは女性向けのものが多いですが、どう思
われますか？**
　　アロマグッズが男性向けのものになることと並行して、世間の
アロマへの印象がもっとユニセックスな印象になったらいいなと
思います。アロマは誰が好きなってもいい。誰しも好きな香りが
あるはずですから。

⑦ **アロマグッズを手づくりしたことがありますか？**
　　アロマキャンドル、ルームスプレー、花粉対策スプレー、アロ
マリードディフューザー、アロマコロンをつくったことがあります。

⑧ **⑦で手づくりしたことがある方に質問です。実際につくってみ
てどう思われましたか？**
　　購入した香りももちろんいいですが、自分でつくることによっ
て自分好みのものができますし、更に愛着が湧きました。
　　それに意外と簡単につくることができました。

⑨ **アロマ商品をどこで買っていますか？**
　　アロマ専門店で買います。
　　店員さんとコミュニケーションを取ることによって、自分好み

の幅が広がったりもするので楽しいです。

⑩　**好きな精油を3つ教えてください。**

悩みますが…

・ベルガモット　　・オレンジ・スイート　　・サンダルウッド

⑪　**アロマを生活に取り入れるメリットはなんだと思いますか？**

一番はリラックス効果が期待できることです。

人間の嗅覚は視覚の次に脳への情報や影響を与えやすいと言われています。

例えば、好きな映画を観るなどしてリラックスをする。

それも素晴らしいですが、プラスして映画を見ながらアロマも楽しんだとすると2倍でリラックスできる。

アロマは日々生活する中で何かを"しながら"楽しめるので忙しい毎日の中で自分へのご褒美だと思っています。

⑫　**どこか学校でアロマを学ばれましたか？　通われた場合、学校名を教えていただけますか？**

(一社)IAPAで講座受講後、独学でいくつかの資格を取得。

⑬　**まだアロマを生活に取り入れてない男性へ、メッセージがあればどうぞ。**

アロマは生活のプラスαの要素です。

そのプラスαが充実すれば、より日々の生活が豊かになる事間違いありません。

まだアロマを生活に取り入れることに一歩踏み出せていない男性の皆様、先ずは好きな香りを見つけてみてください。

アロマ男子№6　蜉蝣さん（かげろう）

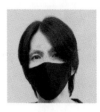

【プロフィール】

　自営業（サービス業）の傍ら、休日にアロマショップでバスボムつくり体験を行っています。パートナーからアロマをすすめられアロマのよさを知り、基礎を学びたいと思いアロマ検定1級の資格を取りました。次はハーブ検定を受けようと思っています。50代、アロマ歴2年。

【アロマの資格】

　AEAJ認定　アロマテラピー1級

【アロマを使った活動】

　アロマショップでバスボムつくり

① 　アロマを知ったきっかけは？

　　パートナーからすすめられたのがきっかけです。

② 　知ってすぐにアロマを使いだしましたか？

　　いいえ。知ってすぐには使いませんでした。

③ 　②でいいえと答えた方に質問です。それはなぜですか？

　　当時はアロマの知識もなくアロマに対して懐疑的な部分があったため。

④　②でいいえと答えた方に質問です。**使いだしたきっかけはなん
です か？**
　パートナーとアロマショップへ行き、各精油のいろいろな効能
があることを初めて知りました。

⑤　**最初に手に入れたアロマグッズはなんですか？**
　車用のアロマデュフューザー

⑥　**実際にアロマグッズを使いだしてみて、どう思いましたか？**
　自然な香りでとても心地よいと感じました。

⑦　**最初に使いだしたアロマグッズ以外にもアロマグッズを使って
いますか？**
　アロマスプレー、アロマストーン、精油を使用したバスボム

⑧　**世の中のアロマグッズは女性向けのものが多いですが、どう思
われますか？**
　室内では女性用のものも使えますが外で使う分には男性用のア
ロマグッズがあればと思います。

⑨　**アロマグッズを手づくりしたことがありますか？**
　はい。

⑩　**⑨で手づくりしたことがある方に質問です。実際につくってみ
てどう思われましたか？**
　お店やネットで販売している商品を実際に自分でも製作できる
ものだと思いました。

⑪ アロマ商品をどこで買っていますか？
主にネットショップ　又は実店舗では生活の木

⑫ 好きな精油を3つ教えてください。
ラベンダー、ユーカリ・グロブルス、ゼラニウム

⑬ アロマを生活に取り入れるメリットはなんだと思いますか？
精油を使うことでリラックスやリフレッシュなどオンオフの切り替えが一瞬でできること。

⑭ どこか学校でアロマを学ばれましたか？通われた場合、学校名を教えていただけますか？
AEAJのテキストで勉強し資格を取りました。

⑮ まだアロマを生活に取り入れてない男性へ、メッセージがあればどうぞ。
数ある精油の中に好きな香りがあるはずです。
まずはそこから男性もアロマに関心を持ち、理解を深めてもらえればと思います。

アロマ男子№7　さいたか＠アロマ男子さん

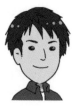

【プロフィール】
心身両面のコンディションを整えるために、アロマテラピーを

学びはじめて約10年。香りの素晴らしさをお伝えする活動の中で、香りを創り出す奥深さにも惹かれ、調香をはじめました。1人でも多くの方に、自分が調香した香りで喜んでいただけたら嬉しいです。本業は会社員（営業職）です。40代、アロマ歴10年。

【アロマの資格】

　IAPA認定 アロマ調香デザイナー®（男性第1号）／AEAJ認定アロマテラピーインストラクター／AEAJ認定 アロマブレンドデザイナー／アットアロマ認定 アロマ空間アドバイザー　ほか

【アロマを使った活動】

　パーソナルアロマ調香／アロマ関連講座・ワークショップ
　ブログ・SNSによる情報発信／商品開発協力　ほか

① 　アロマを知ったきっかけは？
　　あるアスリートが本の中で、コンディションを整えるのにアロマグッズを使っていると書いていたのを読んで、知りました。

② 　知ってすぐにアロマを使いだしましたか？
　　いいえ。

③ 　②でいいえと答えた方に質問です。それはなぜですか？
　　そのときは「そういうものがあるのか」程度に考えていて、すぐ使おうと思わなかったからです。

④ 　②でいいえと答えた方に質問です。アロマを使いだしたきっかけはなんですか？

会社で大きな得意先を任され、業務に追われ残業続きの状態になり、無理がたたって急性腰痛に。このままではいけないと、仕事のやり方を改善。残業はかなり減りましたが、しばらくすると、なぜか心に余裕がなくなってしまいました。そのときに頭に浮かんだのが、アロマでした。

⑤　**最初に手に入れたアロマグッズはなんですか？**
　ロールオンアロマです。(ニールズヤードさんのアロマパルス「Study」)

⑥　**実際にアロマグッズを使いだしてみて、どう思いましたか？**
　予想以上に、心身のコンディションを整えるのに役立つと感じました。

⑦　**最初に使いだしたアロマグッズ以外にも、アロマグッズを使っていますか？**
　はい。気になったものは、試してみることが多いです。

⑧　**世の中のアロマグッズは女性向けが多いですが、どう思われますか？**
　最近は、デザイン的に男性でも手に取れるものが増えてきたような気がします。

⑨　**アロマグッズを手づくりしたことがありますか？**
　はい。
　あります。

⑩　⑨で手づくりしたことがある方に質問です。実際につくってみてどう思われましたか？

　　わりと簡単にできるものをつくってみたので、気軽につくれるならオススメできるなと思いました。

⑪　アロマ商品をどこで買っていますか？

　　香りを試したいので、まずアロマショップに行きます。一度購入したものは、ネットでも注文します。あと、アロマイベントに行ったときに気になったものを購入します。

⑫　好きな精油を3つ教えてください。

　　【海外の精油】マジョラム、グレープフルーツ、ユーカリ・ラディアタ

　　【和精油】スダチ、ニオイヒバ、シソ

⑬　アロマを生活に取り入れるメリットはなんだと思いますか？

　　心身のコンディションを整え、生活にリズムを加えてくれる。

⑭　どこか学校でアロマを学ばれましたか？　通われた場合、学校名を教えていただけますか？

　　AEAJのテキストで独学で学びました。

⑮　まだアロマを生活に取り入れてない男性へ、メッセージがあればどうぞ。

　　アロマが気になっているのなら、とにかく試してみないともったいないですね。ちょっとしたことでもいいので、実践してみてください！

アロマ男子№8　兼生（tomoki）さん

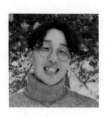

【プロフィール】

　「よいものや素敵な景色が素敵だと気付けるように」楽しく香り
を中心に情報発信をしています。ここだけの話、香りは魅力をあげ
る（モテる）手段として素敵なツールなのに、男性陣は香りの凄さ
に気づいていない人が多く、凄くもったいない！！　ということで、
知って得する情報発信をインスグラムでしています。

　サービス業。30代、アロマ歴2年。

【アロマの資格】

　AEAJ認定　アロマテラピーアドバイザー

【アロマを使った活動】

　SNSによる情報発信。

① **アロマを知ったきっかけは？**

　母からおすすめされて知りました。

② **知ってすぐにアロマを使いだしましたか？**

　いいえ。

③ **②でいいえと答えた方に質問です。それはなぜですか？**

　そもそも香水だったり部屋の消臭スプレーがあったのと、色ん
な種類があるのと、好きな香りがそのとき余りわからなかったの

226

で、特別使う必要がないと思っていたから。

④　②でいいえと答えた方に質問です。アロマを使いだしたきっかけはなんですか？

　　自分のやりたい事は何か考え好きなものや興味のあるもので、自分に技術や何か人に教えられるものがないか探し始めたのがきっかけでした。

　　そして、母がアロママッサージをし始めた事をきっかけに使いだしました。

⑤　最初に手に入れたアロマグッズはなんですか？

　　アロマディフューザー

⑥　実際にアロマグッズを使いだしてみて、どう思いましたか？

　　凄く部屋の中が自分の好きな香りになり、リフレッシュするのにとっても気分がよく、更にオシャレだと思いました。

⑦　最初に使いだしたアロマグッズ以外にも、アロマグッズを使っていますか？

　　アロマキャンドルなどを使っています。

⑧　世の中のアロマグッズは女性向けのものが多いですが、どう思われますか？

　　男性向けもしくはユニセックスで使えるものも増えたらいいと思います。私は女性向けのものでも男性に使えるものがあると思うのでいいとは思いますが、男性が買いにくいと思うので買いやすいように改善するのが大切かと思います。

⑨　アロマグッズを手づくりしたことがありますか？
　　はい。

⑩　で手づくりしたことがある方に質問です。実際につくってみて
　どう思われましたか？
　　道具に関してはこだわり過ぎなければ簡単に道具も揃うし、道
　具さえ揃えれば綺麗につくれるかは置いといても簡単に作れると
　思いました。
　　逆に今は色んな精油や手づくり用の素材が売っているのです
　が、健康や環境のことを考えると出来る限り素材はこだわったほ
　うがいいと思いました。

⑪　アロマ商品をどこで買っていますか？
　　今はフロリハナとニールズヤードで買っています。

⑫　好きな精油を3つ教えてください。
　　グレープフルーツ、ローズオットー、フランキンセンス

⑬　アロマを生活に取り入れるメリットはなんだと思いますか？
　　身体と心の健康はもちろん、男性目線から言うと清潔感の部分
　で魅力UPできる部分が凄く大きいメリットだと思います。

⑭　どこか学校でアロマを学ばれましたか？　通われた場合、学校
　名を教えていただけますか？
　　AEAJのテキストで勉強し資格を取り独学で学びました。

⑮　まだアロマを生活に取り入れてない男性へ、メッセージがあれ

ばどうぞ。

　女性は男性より嗅覚が敏感なので気づかない所で相手に嫌な思いをさせてしまっていたりします。

　他の男性に差をつけるなど魅力を上げたり、ストレスの解消し心の余裕をモテたりなど、ほぼメリットしかないので是非取り入れてみてください！

アロマ男子№9　吉川　太樹さん

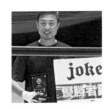

【プロフィール】

　第11回K-1アマチュアマスターズヘビー級全日本チャンピオン。リングネームは「アロママン」。キックボクシングのトレーナーをしています。元々100キロだった体重をキックボクシングで25キロの減量に成功しました。レッスンのときに手づくりアロマグッズをプレゼントして喜ばれています。40代、アロマ歴20年。

【アロマの資格】

　ハーバルホームケア研究会　アロマインストラクター

【アロマを使った活動】

　アロマやハーブのワークショップ開催

　（アロマスプレー、アロマバスソルト、アロママッサージオイル、ハーブティーブレンド）

① アロマを知ったきっかけは？

　友人との何気ない会話で、アロマやハーブで体質改善できるらしいよ、と聞いて。

② 知ってすぐにアロマを使いだしましたか？

　気になってすぐ使い始めました。

③ アロマを使いだしたきっかけはなんですか？

　12歳〜26歳まで14年間悩んでいた年中のアレルギー性鼻炎（鼻水、鼻詰まり、くしゃみ）や手荒れ、ニキビを改善したくて使いだしました。

④ 最初に手に入れたアロマグッズはなんですか？

　ユーカリ、ティートゥリー、ネトルティー、セントジョンズワートティーなど。

⑤ 実際にアロマグッズを使いだしてみて、どう思いましたか？

　効果を感じとても驚いた。

⑥ 最初に使いだしたアロマグッズ以外にも、アロマグッズを使っていますか？

　今はその時期や自分の体調に応じて使い分けています。

⑦ 世の中のアロマグッズは女性向けのものが多いですが、どう思われますか？

　いいと思います。

⑧　アロマグッズを手づくりしたことがありますか？
　　あります。

⑨　⑧で手づくりしたことがある方に質問です。実際につくってみ
　てどう思われましたか？
　　思ったより手軽につくれるのでぜひ色んな方につくってみても
　らいたいです。

⑩　アロマ商品をどこで買っていますか？
　　生活の木やアイハーブ

⑪　好きな精油を3つ教えてください。
　　サンダルウッド、シナモン、スペアミント

⑫　アロマを生活に取り入れるメリットはなんだと思いますか？
　　不調の改善予防だけでなく、毎日の生活より快適にできるとこ
　ろ。

⑬　どこか学校でアロマを学ばれましたか？　通われた場合、学校
　名を教えていただけますか？
　　ハーバルホームケア研究会　薬日本堂漢方スクール

⑭　まだアロマを生活に取り入れてない男性へ、メッセージがあれ
　ばどうぞ。
　　アロマは男性にもオススメです。不調の改善や予防だけでな
　く、気持ちや身体のバランスをより快適にしてくれます。ご自分
　に合ったアロマをまず一度試してみてください。

アロマ男子№10　JOEYさん

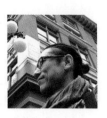

【プロフィール】

　サイドFIREのためのファイナンシャルプランニング、国内外で活躍したい人への個人美容起業プログラムの開発・提供をしています。海外では、とくに体調管理に気をつけていて、アロマテラピーやハーブを活用しています。激しいスポーツができる体を維持できているのも、植物の薬効や栄養素を科学的にフル活用しているおかげです。50代、アロマ歴20年超。

【資格】

　AEAJ認定 アロマテラピーインストラクター

【アロマを使った活動】

　日本アロマ環境協会の資格試験の監督をしたり、認定スクールとして、アロマテラピーアドバイザー資格対応コースや体験ワークショップを開催したりしていました。

① アロマを知ったきっかけは？

　海外でアロマテラピーマッサージをうけたことがきっかけです。

② 知ってすぐにアロマを使いだしましたか？

　はい。

③　最初に手に入れたアロマグッズはなんですか？
　　精油、加熱式ディフューザー。

④　実際にアロマグッズを使いだしてみて、どう思いましたか？
　　手軽にリラックスやリフレッシュできて、積極的にとりいれたいと思いました。

⑤　最初に使いだしたアロマグッズ以外にも、アロマグッズを使っていますか？
　　はい。

⑥　世の中のアロマグッズは女性向けのものが多いですが、どう思われますか？
　　女性向けと感じるかは、世代間で差がある気がします。アロマグッズは、ナチュラルなイメージのデザインが多く、それを世代によっては女性向けと感じるかもしれません。若い世代は、ジェンダーレスやサステナブルといったことに感度が高いので、アロマグッズを女性向けと感じるハードルが低いのではないかと思います。

⑦　アロマグッズを手づくりしたことがありますか？
　　はい。

⑧　⑦で手づくりしたことがある方に質問です。実際につくってみてどう思われましたか？
　　好みの香りをつくれるのがよいです。ただ肌に直接塗布するようなものは、刺激があったり、マイナスに作用するものもあるの

で、知識が必要だと思いました。

⑨　アロマ商品をどこで買っていますか？
　　少量のときはアロマ専門店で、まとめて買うときは、卸で買っています。

⑩　好きな精油を3つ教えてください。
　　ユーカリ、ベルガモット、ペパーミントです。

⑪　アロマを生活に取り入れるメリットはなんだと思いますか？
　　心身ともに手軽にセルフケアができることです。すぐに医療をうけられない海外で、とても助かっています。

⑫　どこか学校でアロマを学ばれましたか？
　　いいえ。

⑬　まだアロマを生活に取り入れてない男性へ、メッセージがあればどうぞ。
　　アロマテラピーって女性のものだと思っていませんか？ラグジュアリーホテルのスパユーザーは、男性客が半分を超えるところもあるほど、リラクゼーションのためにスパが活用されています。男性も利用しやすいので効果を体験してみてはいかがでしょう？

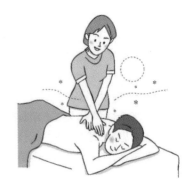

おわりに

　本書を手にとってくださった皆様、ここまでお読みくださってありがとうございます。

　どうですか？　試してみたいな〜、そう思うアロマはありましたか？　あったことを祈ります！

　今回、私の独断と偏見で、「男性におすすめ精油」を13種類選びました。

　「アロマ」の予備知識がまったくない男性に、たくさんご紹介してもわけがわからなくなるのでは？　そう思ったので、13種類に絞りました（詳しい説明はありませんが、おすすめブレンドでは、更に40種類ほどの精油をご紹介しています）。

　すでにアロマを使っていらっしゃるアロマ男子さんにしたら、「おすすめ精油になんでサンダルウッドがはいってないんだ！」など、ご不満があるかもしれません。

　今回ご説明できなかった精油も、いつか詳しくご紹介しますね。

　おすすめブレンドはあくまで参考にしてください。これが「正解」というブレンドレシピはないです。

　同じ薬理作用を持つ精油はいくつもあるので、組み合わせを変えると、ブレンドレシピは何万通りにもなります！

　ご紹介したブレンドで効果が感じられなかった場合、同じ薬理作用の精油をP78〜P88で探して、組み合わせを変えてつくってみてください。違う組み合わせだと、効果を感じられるかもしれません！

　私が「男性向けアロマ活用講座」を開催しだしたのは2013年です。最初の数年は、講座中に私がロールオンアロマを手づくりして、

受講生さんに持って帰ってもらっていました。

　アロマスプレーやロールオンアロマを自分でつくる"クラフトワーク"は女性向け、男性は苦手だろうな、そう思っていたのです。

　2020年、ある団体の福利厚生事業の一環で、"クラフトワーク"つきのアロマ活用講座をやらせていただきました。

　参加者のうち約7割が男性だったのですが、皆さんとても楽しそうに、手づくりアロマジェルをつくってらっしゃいました。「理科の実験みたいで楽しかった！」そんなご感想もいただきました。

　男性はクラフトワークが苦手に違いない。それって、私の勝手な思いこみだったのか！　男性にも手づくりアロマをつくってもらおう！

　そう思って書いたのが本書になります。
とはいえ、あまり面倒なものはつくってもらえないでしょうから、つくり方はなるべくシンプルに！　材料も、アロマショップやドラッグストアで簡単に手にはいるものにしました。

　お仕事が忙しくて平日病院には行けなくても、お休みの日にアロマショップやドラッグストアには行けるのではないでしょうか？

　それも無理！　という方のために、ネットで購入できるアロマショップもご紹介しております。

　「アロマグッズを手づくりするなんて、面倒くさい」そんな方も、当然いらっしゃると思います。

　そんな方におすすめしたいのは、アロマショップで、あなたの「お気に入りの香り」を見つけることです。

　たった1種類でいいです。

　その精油の瓶を持ち歩いて、イライラしたとき、落ち込んだとき、

緊張したとき、蓋を開けて香りを嗅いでみてください。

0.2秒で癒される世界を、体験してみてください！

アロマのよさをわかっていただけたら、次は、気になる不調を、アロマでセルフケアしたり、シーンごとに使い分けてパフォーマンスをアップしたりしてみてくださいね。

4人以上集めてくださったら、全国どこへでも、出張講座もやります！（交通費別途）本をみてもどうしてもつくれない！　という方は、お友達を誘ってご連絡ください。クラフトワークだけ手伝ってほしい方は、全国のアロマセラピストさんをご紹介します。

日本中のストレスを抱えた男性を、アロマの力で、心身ともにもっと健康にしたい！
それが、私の願いです。

最後に、今まで私にアロマセラピーを教えてくださった先生方、私のアロマブレンドの実験台になってくださった受講生の皆様、エンづくり研究所の皆様、五十鈴会の皆様、アンケートにご協力くださったアロマ男子の皆様、そして、いつも応援してくれるお友達や家族に、心から感謝の気持ちを送ります。

星野　知子

【読者特典】
①受講料１回半額。②運気＆女性の好感度アップ
アロマブレンドレシピプレゼント。
QRコードを読み取ってLINE登録してくださいね。

《参考文献》

「あたらしいアロマテラピー事典」木田順子著（高橋書店）

「『アート』と『サイエンス』の両面から深く学び理解する香りの精油事典」太田奈月著（BABジャパン）

「アロマセラピーサイエンス」マリア・リス・バルチン　著田邉和子/松村康生監訳（フレグランスジャーナル社）

「アロマセラピー使いこなし事典」池田明子著今西二郎監修（世界文化社）

「アロマセラピーパーフェクトBOOK」アネルズあづさ著（ナツメ社）

「アロマテラピー精油事典」バーグ文子著（成美堂出版）

「アロマテラピーの教科書」和田文緒著（新星出版社）

「アロマテラピストのための最近の精油科学ガイダンス」三上杏平著（フレグランスジャーナル社）

「アロマ調香を極める！　アロマフレグランスの教科書」井崎真奈美著（セルバ出版）

「アロマとハーブの薬理学」川口健夫著（講談社）

「アロマパルファン検定2級公式テキスト」（一般社団法人日本アロマパルファンヌ協会編集）

「医師がすすめるアロマセラピー決定版」川端一永・吉井友季子・横山信子著（マキノ出版）

「医師がすすめる科学的アロマセラピー」永井克也・富研一・ベンゼル智子著（かざのひ文庫）

「医師が認めたアロマセラピーの効力」川端一永著（河出書房新社）

「1日、たった3分　強い血管をつくれば健康になる！」杉岡充爾著（KKベストセラーズ）

「香りはなぜ脳に効くのか」塩田清二著（NHK出版）

「カラーグラフで読む　精油の機能と効用」三上杏平著（フレグランスジャーナル社）

「感じてわかる！ セラピストのための解剖生理」野見山文宏著（BABジャパン）

「香料商が語る東西香り秘話」相良嘉美著（山と渓谷社）

「これ一冊できちんとわかる アロマテラピー」梅原亜也子著（マイナビ）

「幸せを呼び込む アロマテラピー事典」色映みほ著（マイナビ）

「しつこい疲れを引き起こす 副腎疲労は自分で治す！」本間良子・本間龍介著（祥伝社）

「症状別 アロマケア実用ガイド」楢林佳津美著（BABジャパン）

「スピリチュアルアロマテラピー事典」柏原茜・登石麻恭子監修（河出書房新社）

「喘息、肌トラブル、胃腸炎、更年期…すべてアロマで解決しました！」西園寺リリカ著（講談社）

「誰も言わなかったアロマテラピーの《本質（エッセンス）》高山林太郎著（BABジャパン）

「誰も教えてくれなかった 精油のブレンド学」中村あづさアネルズ著（BABジャパン）

「日本人はなぜ臭いと言われるのか」桐村里紗著（光文社）

「はじめての中医アロマセラピー」有藤文香著（池田書店）

「母と子のためのアロマテラピー」ジェーン・ダイ著 高山林太郎訳（フレグランスジャーナル社）

「ビジネスマンのためのアロマテラピー」郡司隆著（BABジャパン）

「ビジュアルガイド 精油の化学」長島司著（フレグランスジャーナル社）

「フランス薬剤師が教える もっと自由に！ 使えるアロマテラピー」ダニエル・フェスティ著 山本淑子監訳（フレグランスジャーナル社）

「メンズアロマセラピー」ニールズヤードレメディーズ編（双葉社）

「モテる！ 男のアロマ入門」いのうえ真弓著（自由国民社）

「やさしいアロマテラピーPart II」aromatopia編集部編（フレグランスジャーナル社

「Frequencies: Essential Oils: How Essential Oils Enhance Your Frequency and Attract Your Desires」Hannah Indigo著（kindle）

著者略歴

星野　知子（ほしの　ともこ）

アロマ男子®育成家
「ナチュリール株式会社」代表取締役。
神戸市出身。甲南女子大学人間関係学科卒。

大学卒業後、23歳で結婚し専業主婦として子育てに
専念していたが、32歳のとき、夫を突然死で亡くす。
その経験から、日本中のストレスを抱えた男性をア
ロマの力で心身ともにもっと健康にしたい！と、男性へのアロマセラピーの普
及に注力している。2013年2月より「男性向けアロマ活用講座」を開催。現在
51回開催。出張講座も含め約1000名が受講。
（公社）日本アロマ環境協会認定アロマテラピーインストラクター
NPO法人日本メディカルアロマテラピー協会認定アドバイザー

イラスト：志賀　均

アロマで仕事も人生もステージアップ！ アロマ男子®のススメ
～シーンに合わせたアロマでパフォーマンスアップ～

2024年2月1日 初版発行

著　者	星野　知子	© Tomoko Hoshino

発行人　森　　忠順

発行所　株式会社 セルバ出版
　　　　　〒113-0034
　　　　　東京都文京区湯島1丁目12番6号 高関ビル5B
　　　　　☎ 03 (5812) 1178　　FAX 03 (5812) 1188
　　　　　https://seluba.co.jp/

発　売　株式会社 三省堂書店／創英社
　　　　　〒101-0051
　　　　　東京都千代田区神田神保町1丁目1番地
　　　　　☎ 03 (3291) 2295　　FAX 03 (3292) 7687

印刷・製本　株式会社 丸井工文社